순 · 환 · 기 · 질 · 환 · 의 · 한 · 방 · 치 · 료

순환기질환의 한방치료

저자 | 나미키 타카오(일본순환기학회, 치바대학 의학부 교수)

역자 | 조 기 호(경희대학교 한방병원 교수)

군자출판사

순환기질환의 한방치료

첫째판 인쇄 | 2012년 3월 5일
첫째판 발행 | 2012년 3월 15일

지 은 이 나마키 타카오
옮 긴 이 조기호
발 행 인 장주연
출 판 기 획 박혜영
편집디자인 채경신
표지디자인 채경신
발 행 처 군자출판사
등 록 제 4-139호(1991. 6. 24)

본 사 (110-717) 서울특별시 종로구 인의동 112-1 동원회관 BD 6층
Tel. (02) 762-9194/5 Fax. (02) 764-0209
부 산 지 점 Tel. (051) 893-8989 Fax. (051) 893-8986

漢方疾患別臨床シリ-ズ・シリ-ズ16『循環器疾患漢方治療マニュアル』/ 並木隆雄 著

ISBN 978-89-6278-545-6

정가 35,000원

번역자의 한 마디

수 년 전 어느 동료와 나눈 잊어버리지 않는 대화가 하나 있다. 최근에 경험한 증례를 가지고 주거니 받거니 하던 중, 어느 날 찾아온 70대 남성의 얘기로 옮겨가고 있었다. 이틀 전부터 식은땀이 흐르면서 뭔가 체한 느낌이 있어 왔다고 한다. 證에 맞춰 약을 투여 하였으나, 그만 이틀 뒤에 돌아가셨다는 말을 들고서는, 고령자의 「冷汗」은 「死症」중에 하나로 넣고 교육을 해야 한다는 코멘트였다.

『동의보감』에서 논하고 있는 6종 心痛, 9종 心痛의 분류는 지금 보아도 치밀한 임상관찰력에 혀가 내둘릴 정도이다. 여기에서 心痛은 오늘날 胸痛을 말한다. 胸痛을 일으키는 원인으로는 심장질환, 혈관질환, 폐 및 늑막질환, 근골격계 질환, 식도질환, 소화기질환, 신경증, 심지어 대상포진까지 포함 될 수 있다. 이들 다양한 통증 유발 인자를 혼동하면서 한꺼번에 다룬 것은 임상 현장에서 늘 경험하는, 유용한 진단가이드라인이 된다. 문제는 이들을 어떻게 구분하는가 하는 일이다. 이제 이들 감별진단은 서양의학 진영으로 완전히 넘어 가버렸다. 한의학 하는 입장에서 보면 약간은 허허롭기 하다. 그러나 이것이 의학의 진보이고, 의학은 당대과학이라는 명제에서 한의학도 이에 벗어날 수 없다.

한의학과 서양의학이 공존하는 우리나라 「시장의료」에서 한의학이 가장 밀리는 분야가 바로 순환기영역이다. 심근경색, 고혈압, 부정맥 등 분야에서 서양의학은 달 달이 달라지는 모습으로 다가오고 있다. 이들에 대한 최신 지견을 대충이나마 따라가기도 버겁다.

한편, 역자가 근무하는 한방병원에서 가장 빈용 되는 처방 가운데 하나는 補心健脾湯이다. 雲溪 선생이 만든 천하 名方이다. 補心과 健脾로 심장성과 소화기성을 한번에 잡으려는 목적이다. 그만큼 스펙트럼이 넓다. 心痛이 6종이든, 9종이든 이 처방 indication에 들지 않음이 없다. 현대인들치고 이 처방 적응이 아님이 없다.

동아시아 전통의학의 메카인 중국 중의학에서 현대과학과 결합하여 제시한 한약물 중에 가장 눈에 뛰는 것은 丹蔘群이다. 벌써 20여 년 전에 전통의학 약물로 일련의 冠心方 개발을 한 것은 나름대로 주인행세를 하였다고 평가할 일이다.

이제 우리들은 고령화 사회에서 빼놓을 수 없는 질환, 동맥경화에 대하여 고대 논문집인 『황제내경』에서 「未病」이라는 개념을 끌어내야 하며, 대사증후군 같이 다양한 원인인자가 관련되어 있으면 단일 한방처방이 더 우수하다는 사실이 의료경제측면과 함께 다루어져야 할 것이다. 그래서 비만을 순환기질환에서 심도 있게 다루고 있다. 1990년대 후반부터 일본은 국민건강관리 국가시책 프로그램을 짜면서 그 근원을 「未病」에서 가져오고 있다. 전통을 존중할 줄 아는 나라이다. 『황제내경』『동의보감』은 한의사의 전유물이 아니라, 누구든지 공유할 수 있는 과학적 가치이다.

실제 나는 매일, 증상완화를 위하여 補心健脾湯을 투여하고, 동맥경화와 관련하여 丹蔘劑를 처방한다. 이들 처방과 관련된 질환을 전공 한다는 의무감에 이들을 한데 묶어 책으로 엮는다는 생각이 한시도 떠나지 않았다. 그런데 마침, 행운인지 불행인지, 일본에서 순환기내과 전문의가 한 권으로 정리하였다. 지은이는 나의 절친한 친구의 친구이기도 하다. 원래는 출판사에서 에이전트를 통하여 번역권을 청구하였으나. 거절당하였다. 그런데 국내에서 이 정도로 정리하기에는 의료제도 상 무리 있음을 알고, 지은이와 접촉하여 번역권을 얻게 되었다. 오늘 이 시점에서 나의 역량부족을 번역이라는 작업으로 뻔뻔스럽게 면피하고자 한 것이다. 그러면서 전통을 재해석하는 일본의사들의 자기화 자정 능력에 감탄하는 悅樂을 동료들과 기꺼이 공유하고자 하는 진정성을 가지고 있다.

눈 밝은 의국원, 권승원 우수경 선생이 원고를 읽고, 읽으면서 수정하는 수고를 해 주었다.

역자가 부끄러움을 무릅쓰고 적는다

2011년 12월 해를 넘기면서

역자 | 조 기 호

(경희대학교 한방병원 제 2내과학(순환 · 신경 내과학) 교실에 교수로 있다.)

서문에 붙여

저자인 나미키 타카오 선생을 알고 지낸 지는 오래되었다. 전통 있는 치바대학 동양의학연구회에서 함께 「한방」을 후지히라 켄, 오구라 시게나리 두 선생으로부터 사사를 받은 동료이다.

특히 내가 2005년에 치바대학 의학부부속병원 화한진료과장으로 부임하고 나서 5년간, 나미키 선생은 부교수로서 진료·연구·교육을 맡아왔다. 나미키 선생은 서양의학의 영역에서는 순환기내과전문의이다. 최근 다양한 분야에서 한방이 활용되고 있지만, 「순환기내과」 영역에서 한방치료는 가장 뒤늦은 감이 있다고 생각한다. 이러한 이유는 순환기내과 영역에서 약물치료가 다른 영역에 비하여 정비되어 있다는 지적을 할 수 있을 것이다. 아울러 이와 함께 정면에서 한방치료를 다룬 「교과서」가 없었다는 점을 들고 싶다.

이 책은 부록인 아닌 「정면에서」 순환기내과와 한방을 다루고 있는, 획기적인 저작이다. 게다가 이것은 우리들이 수년 간 주장하여 온 「동서의학의 和諧」를 목표로 하고 있기 때문에 서양의학의 진단법·치료법을 보완하는 의미에서 한방치료를 제안한 이정표적인 업적이다. 그리고 그 내용이 실로 치밀하면서 구체적이어서 놀랍기도 하다.

한방의 세계에서는 인간의 존재를 「소우주」로 보고 있다. 한 사람의 환자를 다양한 호소·불편을 가지고 있는 경우는 드물지 않다. 순환기내과에서도 이와 같은 호소·불편을 순환기내과 만으로 해결할 수 없는 경우가 있다. 절대적인 우수한 약제도 부작용 같은 문제로 적용할 수 없는 경우도 있다.

이 책은 바로 서양의학의 패러다임과 동양의학의 패러다임을 병행하여 활용하면서, 진료내용을 풍성하게 만드는 구체적인 제안이다.

지금, 종합의료 혹은 전인의료를 부르짖고 있는데, 이 책은 이와 같은 국민들의 요청에 대한 하나의 진지한 답장임을 믿어 의심치 않는다.

참된 의료인을 지향하는 같은 학문의 동반자로서 이 책을 널리 추천하는 바이다.

2010년 5월

일본동양의학회회장 치바중앙메디컬센터 화한진료과 부장 **테라사와 카츠토시**

추천을 하면서

1976년에 의료용 한방제제가 대폭 진료에 들어가게 되자, 한방의학은 놀라울 정도로 재빠르게 보급되어 다시 한 번 국민의학으로서 정착되게 되었다. 2001년에는 의학교육에서 화한진료 강의가 필수조건으로 되었다. 이것은 메이지 시대 이후 130여년 지속되어 온 의학제도의 실질적 개정으로 간주되는 의미이다.

오늘에 이르기까지의 길을 들여다보면, 수많은 선인들이 필설로 다할 수 없는 신산의 고통을 겪었다는 것을 우리들은 지금까지 몇 번이나 경험하였다. 이런 것을 생각하면 한방의학이 일본 의학계에 스며들은 행운을 늘 감사하게 생각하면서도 숙연한 감개를 느끼지 않을 수 없는 것이다.

최근 한방의학의 역사에서 가장 특징적인 것은 서양의학의 전문의임과 동시에 한방의학의 전문가이기도 하는 임상의사가 의학 교육기관에 재직하는 모습이 나오는 것이다.

이 책의 저자이면서 치바대학의학부 화한진료학 교실을 주재하고 있는 나미키 타카오 선생은 이와 같은 氣銳의 學究이다. 치바대학 의학부라면 한방에 관심을 둔 사람이라면 곧 바로 이 분야에 뛰어난 업적을 남긴 몇 한방연구가의 이름을 떠 올릴 것이다. 2005년에 모교에 화한진료학교실을 개설한 것은 2010년 3월까지 주임교수였던 테라사와 카츠토시 교수의 업적이다. 나미키 선생은 치바대학의 이와 같은 전통을 이어가고 있을 뿐 만 아니라, 테라사와 선생의 훈도를 받으면서 교수의 원숙한 기량을 맘껏 뽐어내고 있다.

나미키 선생의 전문은 순환기내과이지만, 이 영역의 한방치료는 메이지시대 이후 그다지 활발하게 되지 않았다. 이 이유의 하나는 이 분야는 바로 생사와 직결된 것이기에, 한방전문가들도 한방으로 치료한다는 것에 자신 없어 하였다는 점을 부인 할 수 없다. 서양의학의 치료방법이 크게 진보하였다는 점도 들 수 있지만, 한방치료결과가 나쁜 경우, 서양의학 측에서 「한방 등으로 치료했기 때문이다!」라는 비난의 우려 나머지, 적극적인 치료를 자제하였다는 측면도 있었음을 유감이지만 부정할 수 없는 사실이다.

차세대에 일본 한방의학을 담당할 사람들은 저자인 나미키 선생 세대이다. 이 책에서 저자는 지금까지 터부시되어 왔던 것을 일거에 부수고, 이론 면에서나 임상 면에서 대담하면서 세심하게 한방의학을 발전시키고 있다.

이 책이 강호제현들에게 널리 읽혀 제2, 제3의 나미키 같은 선생이 등장하는 계기가 되길 진심으로 기원하는 바이다.

2010년 5월 좋은 날

일본동양의학회부회장 아키바전통의학 클리닉 **아키바 테츠오**

이 책을 내면서

최근 순환기질환, 특히 동맥경화성 질환이 증가하고 있다. 이 원인가운데 핵심은 서양식 식사의 영향이라는 것이 절대적이다. 나 자신의 기억에 중학생 때 처음으로, 토쿄 긴자 4번 거리에 햄버거로 유명한 체인점이 등장하였다. 학동 · 성장기에 생선보다 햄버거(육식) 먹는데 익숙해진 세대는 앞 세대에 비하여 단명으로 된다고 할 수 있다. 예전 사람들은 편식 · 과식으로 질병이 되는 것을 「식독」이라 하여 이 관계를 간파하고 있었다. 이 외에, 흡연 · 운동부족 · 스트레스사회생활 등 일상생활과 관련한 원인으로 생긴 질병을 「생활습관병」이라 이름 하였다. 실로 딱 들어맞는 병명이며, 치료법도 나타내고 있다. 「생활습관병」의 중요성을 나타내면서 일세에 풍미하는 질환개념이 「메타볼릭 신드롬(대사증후군)」이다. 복수의 병인이 어울려 생겨나는 병태정의이기 때문에 식사 · 운동요법에 더하여 한방약이 공헌할 수 있다고 생각한다. 복합적인 원인으로 일어나는 질병은 바로 한방이 출격할 수 있는 분야라고 말할 수 있기 때문이다. 일반적으로 순환기질환 만큼 한방약이 멀리 되었던 분야는 없다. 정확하게 진단된 순환기질환 중심 분야에서 한방치료 보고는 적다. 일찍이 사카구치히로시 선생의 논문이 있었지만, 그 이후 지금까지 이 분야에서 논문은 매우 적은 편이다. 어디까지를 순환기 관련 질환으로 할 것인가는 범위가 넓다. 순환기질환의 원인으로 되는 「생활습관병」에 관한 치료도 중요하다. 이 책에서 이들 질환에 대한 소개를 한 것은 이 때문이다. 젊은 세대가 조금씩 획기적인 발표를 하기 때문에 앞으로 크게 발전할 수 있으리라 믿는다.

이 『순환기질환 한방치료 매뉴얼』을 의뢰받았던 것은 지난번에 있었던 치바현립 東金병원에서 내과부장으로 재직할 때였다. 유사한 기획으로 집필 중이었던 이유도 있어 비교적 가벼운 마음으로 받아들였다. 그러나 그 이후, 현재 직장으로 옮기게 되면서 일이 너무나 바쁘게 돌아가게 됨과 동시에 내 입장에서 나 자신 중심으로 저작을 낼 수 없다고 고민 한끝에 집필을 중지하게 되었다. 여기서 편집자인 高橋久孝씨에게 큰 폐를 끼치게 되었다. 高橋씨에게 격려와 열의가 담겨져 있는 질책을 여러 번 받게 되었다. 이 자리를 빌려 죄송하다는 말씀을 드린다.

이 책의 총론에 대한 내용이지만, 실로 한방총론에 대한 사고를 정리하기까지 20년 이상의 세월이 걸렸다. 필자는 대학 입학 전부터 동서의학의 사고를 통합하는 문제에 막연하지만 흥미를 가지고 있었다. 1979년 치바대학에 입학함과 동시에 동양의학연구회에 운 좋게 소속되었다(입학 당일, 아무 생각 없이 받아든 서클 팜플렛에 동양의학연구회를 본 것이 시작이다). 최초의 고방 강의(선택의 자주성이라는 의미에서 자유강좌라고 말한다)에서 후지히라 켄, 오구라 시게나리 두 선생을 비롯하여 여러 선배들이 6년 간 맡아서 가르쳐주었다. 한편, 묘하게도 내가 대학에 입학 한 해인 1979년에는 그해 10월에 테라사와 카츠토시 선생, 土佐寬順 선생이 토야마 의과약과대학에 부임하여 부속병원 화한진료실에서 진료를 시작한 해이기도 하다. 이 해부터 젊은 선배들이 치바에서 떨어져 나가기 시작하였다. 다음 해에는 今田屋章, 이토 타카시 두 선생과 약제부의 토리이츠 카카즈오 선생이 부임하고, 게다가 미츠마 타다미치 선생이 다음다음 해에 착임하였다. 한편, 1979년 9월에 치바대학 의학부 부속병원의 한방외래가 폐쇄됨으로써 치바대학의 공동화가 급속하게 진행되었다. 이 사이에 池田和廣 선생이나 아키바 테츠오 선생, 치바대학 이외의 선생들이 학생지도를 돌보는 한편, 松下嘉一 선생이 고군분투하여 제1내과 大藤正雄 교수 산하에 비상근 형태로 한방외래를 열게 되었다. 1988년 1월에 오랫동안 강사를 역임 하셨던 오구라 시게나리 선생이 급서한 것도 있어 변해가는 시대의 흐름을 느꼈다. 1985년 의사가 되고 나서 더욱 더 견문을 넓히기 위해 여러 학파(후세방 · 중의학 등)의 사고를 들었지만, 「팔강」해석에 관해서는 확실하게 이해하지 못하였다. 그래서 「팔강」의 기본용어를 원래 한자의 의미로 되돌아가자, 용어의 사용법 · 의미를 비교적 또렷하게 이해됨을 느끼게 되었다(의학이라는 학문으로부터 본 다면 천년 이상이라는 시대의 차이가 있지만, 용어가 통일되지 않는 점은 문제이다). 나아가 치바대학의 대선배인 테라사와 카츠토시 교수가 제창한 「화한진료학」을 배우게 되었다. 화한진료학은 동서 두 의학의 최선 치료를 목표로 하고 있다. 이 경우, 한방측면에서 한 축을 담당하는 치료를 담당하게 된다. 내용의 특징은 고방(『상한론』사고를 중심으로 하는 학파)에서 사용하지 않는 개념, 예를 들면 기허 · 혈허의 개념, 또는 오장 개념도 다루고 있는 것이다. 고방이 중심이지만, 후세방 · 중의학의 사고도 함께하는 진단 · 치료체계이다. 화한진료학은 서양 · 한방 두 방면의 최선 의학을 아는 의사가 행하는 의학체계이다. 이것은 내가 대학 입학하기 전에 목표로 하였던 의학이었음을 알게 된 이유이다.

이번에 일본동양의학회 회장이라는 공무로 대단히 바쁜 테라사와 카츠토시 前교수가 추천의 말씀을 써주셔서 몸 둘 바를 모르는 영광으로 감사의 뜻을 전하는 바이다. 아울러 아키바테츠오 선생에게는 한방외래 수행을 위하여 막 대학을 졸업한 신출내기인데도 불구하고, 한방외래 간사를 하게 해주셨다. 그리고 아키바 병원에서의 한방을 포함한 외래를 보게 해주셔서 한방기량의 초석을 닦는데 광범위하게 너무나 많은 도움을 주셨다. 그리고 매월 아키바 선생 주최 한방연구회에도 가능한 참가하면서 함께 고민하고, 공부하였던 것이 오늘날 나를 있게 해주었다고 생각한다. 이와 같은 깊은 관계에 있는 아키바 선생에게도 추천의 말씀을 받게 되어 고마움을 표하는 바이다.

이 책이 이와 같은 사연으로 상재하게 된 것은 지도 편달을 아끼지 않았던 선배 · 동료 · 후배 · 직원 모두의 덕택이라 생각하면서 깊은 감사의 말을 드린다. 그리고 총론에서는 역사적 고찰을 포함하여 수정원고를 쾌히 수락하여 주었던 동료 平崎能郎 선생에게는 이 자리를 빌려 감사의 말씀을 드린다.

2010년 5월

나미키 타카오

목 차

•제 1 장•

순환기질환에 대한 한방의 기본 개념과 진료론

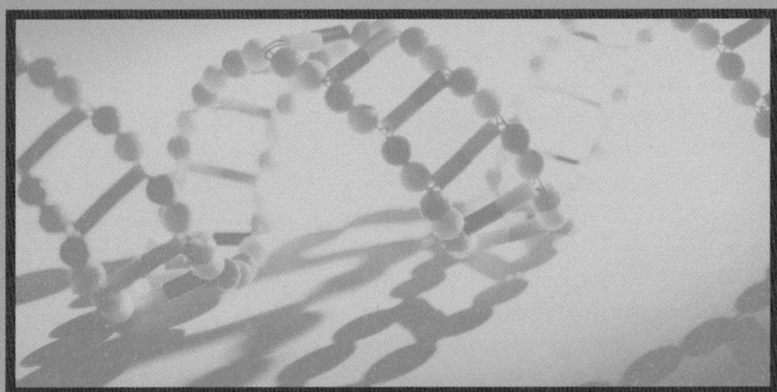

1. 음양 허실 한열 표리(八綱변증)
2. 육병위(육경변증)(Six-Meridian Pattern Identification /Syndrome Differentiation)
3. 기 혈 수
4. 오행학설(오행론)과 五臟
5. 四診(Four Examination)
6. 한방약의 치료원칙

[한방의 기본 개념과 진료론의 이용법에 대하여]

제1장 즉, 총론은 한방의학을 처음 접하는 초보자 또는 약간 공부한 초 · 중급자를 위하여 「일본 한방이론이 막연하여 알기 어렵다」고 생각하는 분들에게 보다 명확하게 이해하도록 구성되었다. 이를 위하여 내용을 약간 집중시켜 기술하였다. 부족한 부분은 마지막 목록에 작성해 둔 문헌을 참고하길 바란다.

단, 일본 한방의학의 용어 정의는 2010년 이후 일본동양의학회 용어위원회가 확정되면 정확한 정의가 변할 수 있다는 점도 이해하여 주길 바란다. 그리고 이 책에서는 어디까지나 단어가 의미하는 방향을 이해하기 위하여 애매한 것은 과감하게 단칼에 잘라버린 점도 이해하여 주길 바란다. 다시 말하여 단어의 뉘앙스를 알아주길 바란다. 그렇게 하면 한방의학 용어 이해에 응용력이 붙을 것을 확신한다.

문장 중에 [중급자]라고 글머리에 붙여둔 곳은 초급자가 처음 대할 때 일단 넘겨 뛰어도 좋다는 부분이다. 독자들 제각각 다른 시간상 제약이나 학습정도에 맞춰서 선택하면 좋겠다.

****

한방(고방 · 화한진료학)과 후세방 · 중의학의 관계에 대하여 조금 설명하고자 한다.

이것을 이해하기 위해서는 일본과 중국의학의 역사를 조금 말할 필요가 있다. 단순하게 이야기를 정리하기 위해서 약간은 대담하게 잘라 생략하므로 넓은 이해를 해주기 바란다.

일본은 조선 · 중국과 교류를 시작한 직후부터 외래의학이 전해져 왔다. 카마쿠라 시대까지는 로 지배층을 위한 의료였다. 무로마치 시대에는 서민들에게 의료 시혜가 베풀어졌다. 이때는 주로 선승들이 최신의료, 이른바 금원의학을 전했기 때문이라고 추측된다. 의료는 종교권유의 한 수단이고, 직접 서민에게 은혜를 베풀 수 있기 때문이다. 이러한 예는 동서양을 불문하고 종교가가 의료의 일정부문을 담당하였던 것 같다(에도시대에 전의는 머리를 깍은 승려와 비슷한 모습을 하였는데, 이것은 바로 이런 이유라고 짐작된다).

에도 중기에 황당무계한 이론으로서 「오행론」 등을 배척한 집단이 나타난 것이다. 그들은 그다지 이론적 설명을 하지 않으면서 병 증상에 대한 기록만 많은 『상한잡병론』(간략히 하여 『상한론』)을 경전으로 삼았다. 『상한론』은 서기 200년 전후에 완성된 것이다. 이것은 오래된 시대의 의학이라고 지칭하기 때문에 「고방」이라고 말하게 되었다. 다시 말하여 일본에서는 새로운 의학이 먼저 널리 펴지고 난 다음, 나중에 고방의학이 알려지게 되었다. 이러한 고방의학의 장점 중 하나는 한방의학 이론이 적기 때문에 현대의학과 친화성이 좋다는 점이다.

그러나 중국 국내에서 의학이 한층 더 발달하면서 현대에 이르렀기 때문에 『상한론』에 국한되지 않고, 부족한 개념이 많이 보충된 형태로 된 것은 너무나 당연한 이치이다.

이러한 「정리」인 『현대중의학』은 중화인민공화국 건국에 따라 전국통일교과서로서 만들어지게 된다. 더 없이 넓은 중국에서 예를 들면 북방과 남방은 서로 다른 의학이었다는 것을 전제로 할 때 약간은 무리가 있다. 이 때문에 이후 개정판이 나오게 되고, 지금도 개편이 이루어지고 있다. 그러므로 어디까지나 완성판이 아니고, 더욱 진보되어 갈 것이다. 그리고 2000년 가까운 세월동안 이루어놓은 사상을 습득하기에는 매우 힘든 일이기 때문에 기본을 익히기에는 오히려 일본한방의학이 낫고, 특히 초보자에게는 쉽다고 생각한다. 중의학은 복잡한 병태에 대응할 수 있다는 점이 일본한방의학과 비교하여 뛰어나다고 할 수 있다. 사고방법에 있어서도 현대의학을 우선 접한 초급자들은 먼저 일본한방(특히 고방과 화한진료학)을 배우고 나서 보다 복잡한 체계를 배워 나가는 것이 이해하기 쉽다고 말할 수 있다. 이것이 필자의 다년 간 경험의 지혜이다.

진단적인 면은 아키바 테츠오가 제창한 진단계를 기본으로 한 「체계적인 한방진단」을 참고하여 주길 바란다.

＊＊＊＊＊＊＊＊

〈총론으로서 참고할 만한 서적〉

[일본한방의학과 고방 편]

1) 후지히라 켄 오구라 시게나리: 한방개론(총론), 창원사
2) 테라사와 카츠토시: 증례로 배우는 화한진료학, 그림으로 배우는 화한진료학, 의학서원
3) 아키바 테츠오: 동서의학의 교차점－그 원류와 현대에서 9가지 진단계, 마루젠플라넷
   양한방통합의학 처방으로 본 한방보험제제 진료매뉴얼(개정: 핸드북 판),
   라이프사이언스
4) 하나와 토시히코: 한방진료의 레슨, 금원출판사
5) 일본동양의학회 학술교육위원회 편집: 입문한방의학, 일본동양의학

[중의학]

1) 安井廣迪: 의대생을 위한 한방의학(기초 편), 동양의학출판사
2) 梁哲成: 3대 법칙으로 해명하는 일본한방과 중의학 입문－기초이론과 엑기스제제에 의한 임상, 燎原출판

역자 주)테라사와 카츠토시의 『증례로 배우는 한방의학』(군자출판), 아키바 테츠오의 『양한방통합의학 매뉴얼』(군자출판), 하나와 토시히코의 『한방진료레슨』(고려의학), 일본동양의학회의 『입문한방의학』(고려의학)은 모두 역자의 졸역으로 한국번역판이 나와 있다.

1. 음양 허실 한열 표리(八綱변증)

이들 개념은 병기와 병태를 분류하는 하나의 방법으로 제창된 것이다. 고대중국인들은 삼라만상을 분류하면서 이들을 한꺼번에 정리하려는 시도를 하였다. 이들 분류는 특히 급성병에 사용하기 쉬운 것이지만, 이것을 만성병 분류에도 응용을 확대해 나간 것이 역대 일본한방 고방연구자들의 위대한 공적이라고 할 수 있다.

제각각 분류에는 중국철학의 사고방법을 채택하고 있다. 이 때문에 예외가 많이 나타나고 있다. 그러나 이러한 것은 문제되지 않는다. 목전에 두고 있는 한 사람 한 사람의 병상을 가능한 대로 분류한 다음, 이를 전체적으로 통합하여 간다는 점이 분석하면서 세분화 중심으로 되어 있는 서양의학의 사고에 부족한 면을 보충해준다고 이해하면 좋을 것이다. 현대중의학에서는 이를 「팔강변증」이라고 부르고 있다.

그리고 제각각의 개념은 한방을 배우는 초심자에게는 매우 어렵다. 또한 예전의 학자들도 이들 용어를 여러 의미로 사용하고 있어 더더욱 이해하기 어렵다. 이 책에서는 초심자들이 용어의 이미지를 포착하기 위하여 힌트를 제공하고 있다. 그러나 중급자 이상이면 처음 힌트의 설명을 바탕으로 하여 더 많은 이해를 깊게 할 필요가 있으므로 용어에 대한 의미의 다른 뜻이나 다른 학설도 설명하였다. [중급자]라고 쓴 부분에 초심자들은 건너뛰어도 좋다.

각 타이틀 단어 뒤 괄호 안은 WHO International Standard Terminology 이다.

용어 설명은 최초 본래 유래를 서술하고, 이것이 의학에 응용된 경우에 그 의미를 나타내었다. 이 개념을 완전히 이해한 다음, 키포인트 순으로 설명을 한다. 그리고 중급자에 대한 설명이나 운용의 실제와 문제점에 대해서는 팔강의 개념을 설명한 다음 소개한다.

1) 음양(Yin and Yang)

(1) 유래

중국 사상 중, 역학의 사고방식에서 출발하였다. 상반하는 성질을 가진 음, 양 두 종류의 기를 말한다. 만물이 이루어짐은 이 두 기의 소장으로 된다(『廣辭苑』6판)(표 1)

〈표 1〉 음양의 철학적 개념

	자연	일	주야	성	온도	좌우	상하	생물	계절
음	천	음달	밤	여	한	우	상	식물	겨울
양	지	양지	낮	남	열	좌	하	동물	여름

(일본동양의학회 : 『入門漢方醫學』 인용)

(2) 한방의학에서의 개념

한방의학에서는 병기의 성질을 두 종류로 구분하는 척도로 삼는다. 열성이면서 활동성이면 양, 한성이면서 침강성이면 음으로 결정한다(표 2). 더구나 이 관계는 고정화 되어 있지 않는 것이 특징이다.

예를 들면 관절통이 초기에는 열을 가진다고 하면「양」의 병태(양증)로서 냉 찜질이 필요하다. 같은 관절통이 낫지 않고 만성화하여 차면 통증이 나타나는 경우 온찜질이 필요하게 되므로「음」의 병태(음증)로 변했다고 생각한다.

[중급자] 음양 개념을 사용하는 방법은 복잡하다. 본래는 전체를 아우르는데 사용하는 것이 맞다. 그러나 국소 · 부분의 음양이라는 오해를 불러일으키면서 사용하는 경우도 있기 때문에 어떤 의미에서 사용되었는가를 찬찬히 살펴 볼 필요가 있다. 예를 들면「腎陽」등이 있다.

〈표 2〉 **양성과 음성의 병태**

양성 병태	활동적 발양성 熱이 주체 膿성 진한 냄새 불룩한 배 생체반응이 강함
음성 병태	비활동적 沈靜 寒이 주체 淸 澄 연한 냄새 복부에 힘이 없다 생체반응이 약함

(3) 키포인트

자연계의 현상을 둘로 나눈 개념으로, 이른바 +(正)과 −(負)이다(그림 1). 즉 현상을 대립시켜 이해하는 개념이다. 전체 상태를 포착할 때에 총괄적으로 사용한다. 그러나 종종 국소적인 상태에도 사용되기 때문에 예전 문헌의 문장에서는 혼란을 초래하기 쉽다. 그러므로 전체적인 의미로 사용된 것인지, 아니면 국소적인 의미로 사용되었는지 구별하여 해석할 필요가 있다.

그리고 이러한 문제점 외에 어디를 +로, 또는 −로 한 것인지 알 수 없는 개념 · 현상에 사용된 경우, 또는 중간이 존재하는 개념에 사용되었을 때는 억지로 갖다 붙인 무리수가 될 수 있다. 예를 들면「상 · 하의 한 중간은 어떻게 할 것인가?」등, 이 음 양 두 개로 모든 것을 한정할 수 없는 경우가 있게 된다. 즉, 음양론은 예외가 많이 생길 수밖에 없는 개념이라는 것이다.

음양이라는 용어는 널리 사용되는데, 즉 고전인『상한론』의 질병진행분류에서 열이 지배적인 시기를 양증, 한이 지배적인 시기를 음증으로 각각 나타내고 있다. 음양의 다른 한 특징은 음양의 밸런스라는 의미이며, 고정화되어 있지 않다.「음은 한계에 다다르면 양으로 되고, 양이 한계에 다다르면 음으로 된다」고 말한다. 이것은 자주 사용되는 음양도(그림 2)를 보면 알 수 있는데, 아주 잘 표현된 심벌이라 할 수 있다.

추가: 필자는 초보자에게 외국어의 예를 인용하여 설명하고자 한다.

독일어 등에서 남성 · 여성 명사가 있는데, 암 · 수가 있는 개의 경우는 바로 알 수 있다. 그러나 예를 들어 자연계에 있는 돌은 어떻게 할 것인가? 달은? 이와 같은 예는 유추 불가능이다. 즉, 자연계에서의 관계와 문법 상 관계는 전혀 상관성이 없다.

또한 독일어에서는 중성명사가 있다. 이와 같은 이유에서 세계를 완벽하게 둘로 나누는 것은 불가능하다. 대립개념으로 어느 것을 음양으로 할 것인가를 결코 결정할 수가 없는 것이다.

陽 : + (正) VS 陰 : − (負)

〈그림 1〉

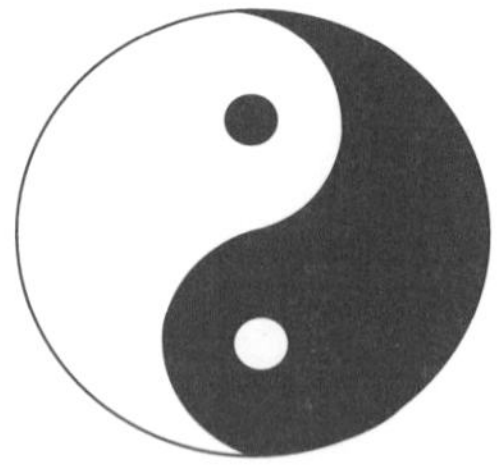

〈그림 2〉 **음양도**

(4) 관련사항

[중급자] 이 대립개념을 기(에너지)와 혈(물질)의 개념으로 사용하는 경우도 있다. 다시 말하면 기는 양, 혈은 음에 속한다(양기와 음액으로 말하기도 한다). 이와 같은 표현은 혼란을 초래하는 방법이라고 생각한다.

> **한 · 방 · 칼 · 럼**
>
> **易敎**
>
> 유교의 경전인 오경의 하나이다. 역에 대하여 해설하고자 한다. 경우의 수를 나눈 기호를 음효(━), 양효(╍)라고 한다. 이 둘을 상하로 세 개 나란히 하면 이들 조합은 8종류로 된다(예를 들면 乾[☰], 坤[☷]으로 되는 등). 이것을 팔괘라고 한다.
>
> 이들이 자연계 · 인사계의 모든 현상을 나타내는 것으로 가정하며, 복희가 만들었다고 전해진다. 복희는 牛身人面을 가진 신화에서 삼황 가운데 한명이다. 팔괘는 점을 나타내기도 하는데, 「맞히는 것도 팔괘, 맞히지 못하는 것도 팔괘」라는 속담이 있을 정도이며, 지금도 유용성을 잃지 않고 사용되고 있다.

***글자의 어원**

陽:「會意兼形聲」에서 글자 陽의 오른쪽에 있는 昜은 태양이 높이 떠 밝게 비추는 +언덕(둥글고 팽팽한 언덕), 日向(『新漢語林』, 『漢字源』).

陰:「會意兼形聲」에서 글자 陰의 오른쪽에 있는 今은 含의 의미이고, 云은 구름을 뜻한다. 구름이 태양을 덮고 있는 의미이므로 그림자, 해가 닿지 않는 언덕(『新漢語林』).

2) 허실(Excess and Deficiency)

(1) 유래

虛라는 것은 가운데가 없다는 것이고, 實은 내용이 있다는 것, 즉 내용물이다(『廣辭苑』6판). 이 두 가지도 음양 사고로 보면 대립 개념이다(표 3).

〈표 3〉 **음양 대립개념**

여러 가지 대립개념으로 사용된다. 예를 들면,
병　　기: 양증, 음증 (3음3양, 육병위)
순환요소: 음……혈 (광의) (= 혈, 수(진액)) 　　　　　양……기

(2) 한방의학에서의 개념

病因과 투쟁하는 생체반응에 사용하는 용어이다.

허증은 반응이 약한 상태, 실증은 반응이 왕성한 상태(『廣辭苑』6판)로서 질병의 성질을 두 종류로 구분하는 척도의 하나이다. 그리고 허라는 것은 몸에 필요한 것이 부족하여 있는 상태도 말한다.

(3) 키포인트

현상의 강약 · 대소를 설명하는 개념으로 허보다는 실이 크다. 예를 들어 숫자로 말하면 허가 1〈실은 2이다. 허가 1〈실은 100이라도 좋다(그림 3).

[중급자] 정기와 병사로 설명하는 경우가 있기 때문에 별도로 설명한다(『素問』通評虛實論 편 제28론). ~ 正邪 투쟁에 의한 허실정의와 일본한방의학에서의 허실정의에 관하여 차이점을 말한다. 일본한방에서의 허실은 체력 · 체격 정도(약하다, 강하다:오츠카 · 하나와:그림 4), 혹은 질병에 대한 반응정도(기혈의 힘이 약하다, 왕성하다는 병태:후지히라 · 테라사와)라는 정의로 삼는 경우가 대부분이다.

가장 오래된 정의는 『素問』에 있는「邪氣盛則實, 精氣奪則虛(邪氣가 盛하면 實, 精氣가[正氣와 같다] 奪되면 虛」이다. 邪氣는 단순히 邪라고 말하기도 하는데, 널리 각종 병인과 병리를 칭한다. 그리고 精氣(正氣)는 생명기능의 정화물질 및 그 기능(『한방용어대사전』)을 말한다. 이 정의는 허와 실이라는

虛 < 實
陰(証)虛 < 陰(証)實 < 陽(証)虛 < 陽(証)實

〈그림 3〉 **虛 < 實**

대립개념의 정의를 정기와 병사라는 두 밸런스로 설명한다. 그러나 이것은 경우에 따라 네 가지 조건이 나온다는 문제를 안고 있다. 이 두 밸런스로 나타내면 그림 5와 같은 경우의 수로 설명할 수 있다. 이러한 문제점을 명확하게 하기 위해서 횡축에 正氣 그래프로 나타내면 그림 6처럼 된다. 이 그림을 잘 보면 일본한방이 근본으로 삼고 있는 고전인 『상한론』에서는 제1象限(우상)과 제3象限(좌하)에 중

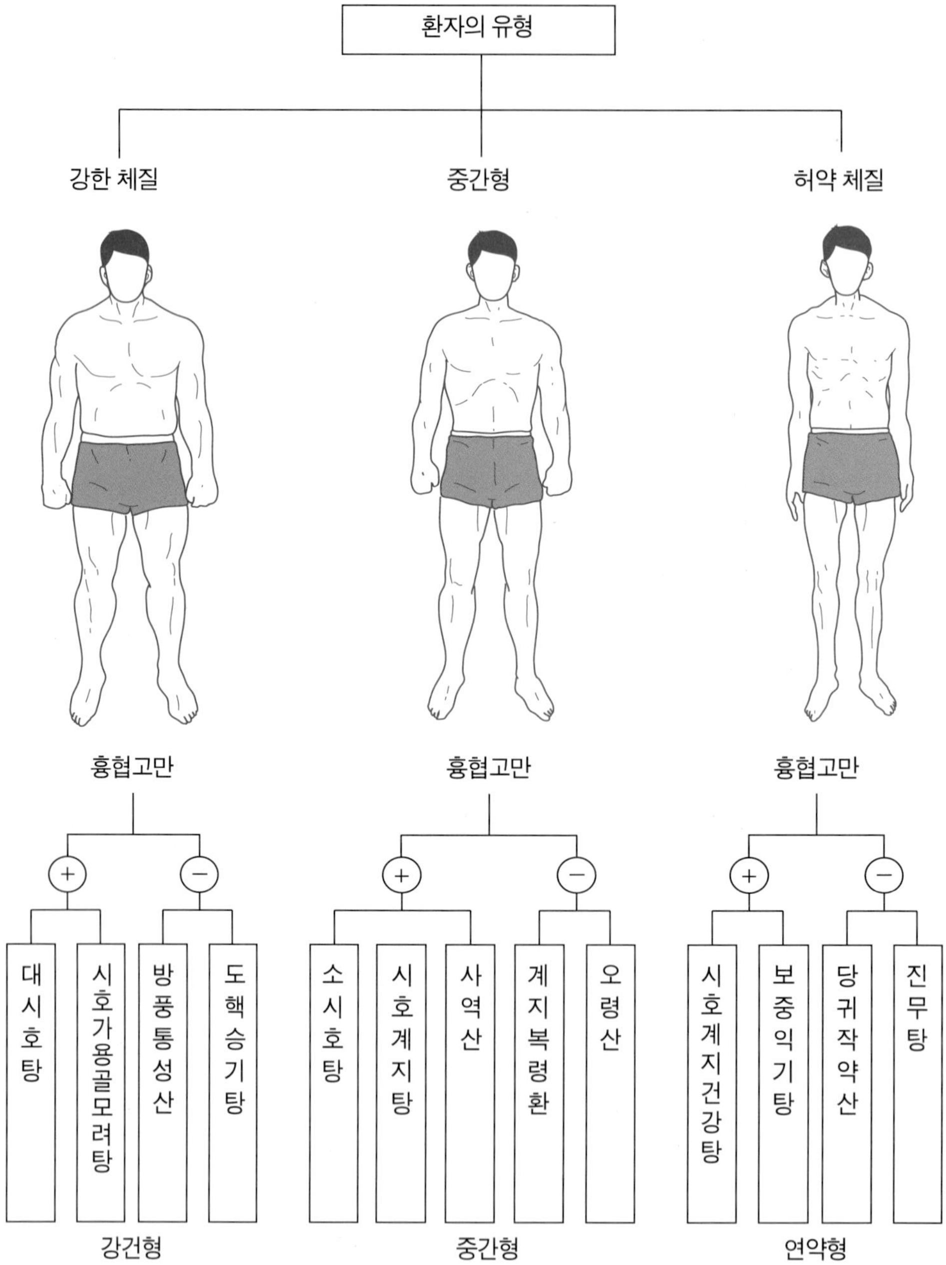

〈그림 4〉 **체격과 허실(하나와 토시히코: 『한방진료레슨』 인용)**

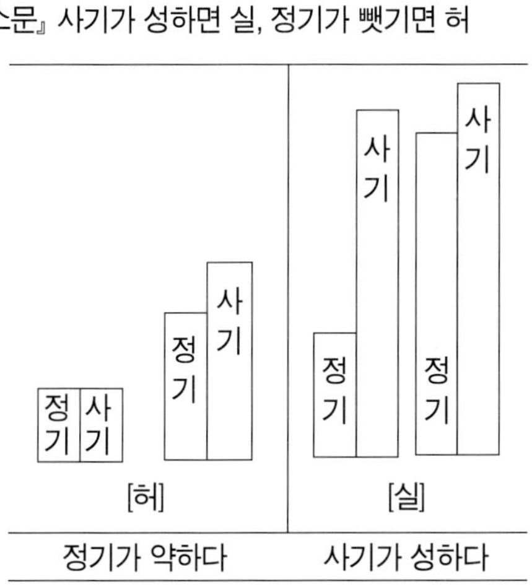

〈그림 5〉 음허실과 사기 · 정기

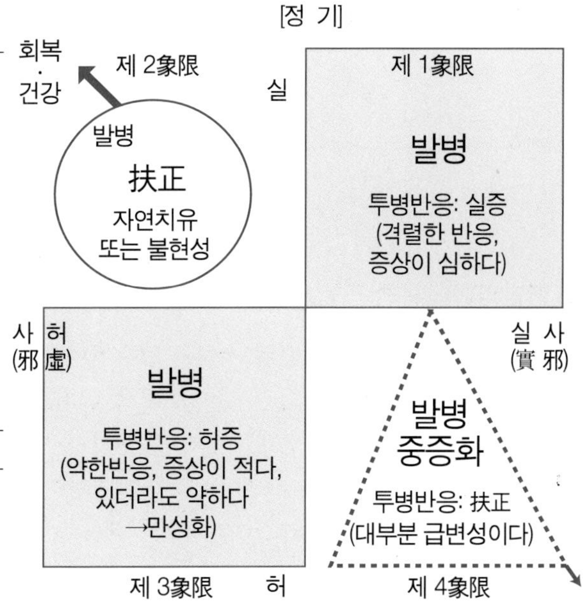

〈그림 6〉 정기 그래프

점을 둔 사고방식이라고도 생각 할 수 있다. 실제 임상에서 문제로 되는 병태를 간략히 한 이해방법이다. 즉, 제1象限에서는 실의 반응으로 되고, 제3象限에서는 허의 반응으로 된다고 크게 잡아 말할 수 있다.

그리고 임상에서 정기가 극단적으로 허한 상태에 대해서는 『상한론』의 원칙과는 다른 치료법이 필요로 하게 되는 경우가 있다(치료법 · 항목: 潛證 참고).

*글자의 어원

虛:「形聲」에서 양쪽에 언덕이 있고, 중앙에 깊이 파진 공터가 있다(『新漢語林』)

實:「會意」에서 宀관머리는 지붕, 周는 한 잔, 貝는 보물로서 집 가운데 재물을 가득 담은 잔을 의미한다(『新漢語林』).

精:「形聲」에서 米 + 靑(音符)은 맑다는 의미(『漢字源』).

正:「會意」에서 一 + 生(足의 형상), 足이 목표를 향하여 곧장 달려가는 모습. 征의 原字(『漢字源』).

邪:「形聲」에서 牙는 맞춤 나무가 어긋나 서로 맞물린 상형문자. 邪는 牙 + 阝로서 지명을 나타내는 글자가 비뚤고 바르지 않은 의미를 나타내게 되었다(『漢字源』).

3)한열(Cold and Heat)

(1) 유래

찬 것과 뜨거움(『廣辭苑』)

(2) 한방의학에서의 개념

첫 번째 뜻으로는 자각적으로 느끼는 감각이다. 차다고 느끼거나, 뜨겁다고 느낄 때 사용한다. 두 증상은 공존할 수도 있다는 사실, 단시간에 서로 바뀔 수 있다는 것을 이해할 필요가 있다.

타각적인 소견은 종속적이라고 생각된다. 그러므로 자각증상이 우선한다. 즉, 자각적으로 차다고 호소하면 타각적으로 따뜻하다 하더라도 차다는 쪽으로 결론이 내려진다. 한열은 국소증상에 사용한다고 생각하면 이해하기 쉽다. 단순하게 몸 전체가 차다고 하면 좋겠지만, 한열증상이 동시에 나타날 때도 있기 때문이다. 예를 들면 갱년기 등에 많이 나타나는 증상인 상열하한(얼굴에는 열이 나타나지만, 발은 시리다)을 떠올리면 알기 쉬울 것이다. 이 때문에 몸 전체를 총괄할 때는 음・양을 사용하는 것이 좋다.

[중급자] 한열이 동시에 나타나는 한열착잡(예=한열왕래 진한가열 진열가한 등)은 뒤에서 중급자용 항목에 별도로 설명을 하고자 한다.

(3) 키포인트

한열은 국소증상에 사용하는 개념이다. 즉, 크게 「양이 이기면 열」, 「음이 이기면 한」의 경우가 대부분이지만, 반드시 이러하지도 않다. 한열과 음양이라는 용어는 각각 구별되어 있다고 생각하는 것이 좋다(그림 7, 표 4).

〈표 4〉 **한・열을 나타내는 소견**

	증상	안색	설태	구갈	소변색	대변냄새
열증	따뜻하다	적색	건조	심하다 (喜冷)	농황색	심하다
한증	차다	창백	습윤	가볍다 (喜溫)	투명	약하다

(일본동양의학회: 『入門漢方醫學』 인용)

陽≒熱　　陰≒寒
그러나
陽≠熱　　陰≠寒
陰陽은 전체적 소견, 寒熱은 국소적 소견

〈그림 7〉 음양 · 한열의 소견

*글자의 어원

寒:「會意」에서 冫는 氷의 의미. 추위에 얼어 풀 더미로 몸을 감싸고 있는 사람 모습(『新漢語林』), 塞의 上半分 +冫. 宀관머리(지붕 밑)에서 돌 등으로 쌓아 올려 손으로 막으면서 얼음의 찬 기운을 막는 모습(『漢字源』).

熱:「形聲」에서 執는 藝의 다른 글자로 音符. 불로 태우는 것을 의미하기 때문에 「뜨겁다」는 의미를 나타낸다(『新漢語林』).

4) 表裏(Exterior and Interior), 반표반리(Half-Exterior Half-Interior)

(1) 한방의학에서의 개념

인체 상 구별하는 용어. 表는 인체의 체표를 지칭하며, 피부 · 근맥 등이 있다. 裏는 내장의 심 · 간 · 비 · 폐 · 신 · 위 · 장 등을 말한다(『한방용어대사전』).

(2) 키포인트

표리는 질병의 소재를 나타낼 때 사용하는 소박한 해부학적 부위의 표현이라 생각하면 좋다. 예전에는 음양론으로 말하는 대립개념이었지만, 현재의 사고에서는 현실에 맞게 반표반리라는 용어를 사용하면서 세 부위로 나눈다. 육병위(육경변증)에서 유용한 사고방법이다. 후지히라 켄 선생은 예로 들기를 表는 외폐엽, 裏는 내폐엽, 반표반리는 중폐엽에 해당한다고 이해하기 쉽게 설명하고 있다.

(3) 관련사항

ⅰ.사항① 내외(내외에 대한 WHO 번역은 없다): 표리는 해부학적으로 고정된 개념이다. 그러나 내외는 어떤 장소라고 보다는 외측 또는 내측의 기관 · 장기를 나타낼 때 사용하는 상대적 위치관계를 표시하는 용어이다(그림 8, 표 5).

〈표 5〉 **표리 부위에 따른 관련증상**

	부위	관련증상
표	피부 기육 골(관절부) 인두(상기도)	건조 발한 상열하한, 근육통 어깨결림, 근육경련 동통 관절통 인두통 기침
반표반리	호흡기(하기도) 심장, 종격 상부소화기 간장, 담낭, 췌장	동통 기침 가래 흉부증상 구토 상복부 통증 옆구리 통증
리	하부소화기 후복막장기 신장 방광 생식기 자궁 난소 골(골수)	설사 변비 복만 하복부통 하복부 열감 동통 요로계 증상 부인과계증상

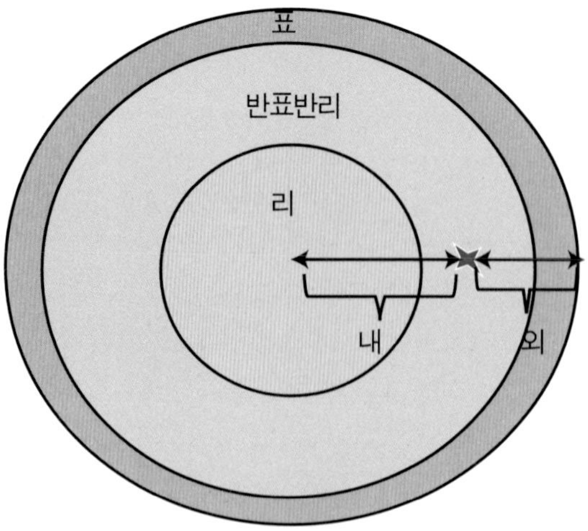

〈그림 8〉 **표리 · 반표반리와 내외**

***글자의 어원**

表:「會意」에서 衣 + 毛. 모피의 윗도리 외측 의미에서 表(『新漢語林』).

裏:「形聲」에서 衣 + 里. 里는 씰 밥을 의미하는데, 꿰맨 씰 밥이 보이는 의복의 안 쪽을 뜻한다(『新漢語林』).

焦: 새를 태우는 의미에서 태우다는 뜻, 복부의 소화작용.

한 · 방 · 칼 · 럼

病位 그림이 전해오는 내력

표리를 설명할 때 자주 인용되는 ◎를 사용한 그림은 어느 누구가 생각해 낸 것일까.
문헌상 기록(『상한론정의외전』)이 있는 것은 어디를 보더라도 일본의 和田元庸(1776~1834)인 것 같다. 그는 토호쿠 지방의 遠野 출신이며, 표리의 개념을 그림으로 나타내는 생각을 해 낸 것이다. 인체의 단면도를 ○◎로 표현하고, 표리를 구상화 한 것은 획기적인 사고이다. 어떻게 하여 토호쿠 지방의 의사가 그와 같은 생각을 하였을까 하는 의문이 들기도 한다. 그는 쿄토에 나와 요시마스 난가이 제자로 되었기 때문이다(『상한론정의』는 난가이 저서). 실은 먼저 和田東廓에게 배우려고 하였지만, 2년 전에 벌써 죽었기 때문에 동향의 의사 권유로 난가이에게 가게 되었다. 여러 가지 우연이 겹쳐진 사연이 있었지만, 지금까지 전해지고 있는 이유는 이 그림이 고방파의 오쿠다 켄조, 오츠카 케이세츠, 후지히라 켄 등의 여러 선생들에게 영양을 미쳤기 때문이라고 평해진다.

ii. 사항② [중급자] 삼초(Triple Energizers):상초(Upper Energizer), 중초(Middle Energizer), 하초 (Lower Energizer)

삼초는 體腔장기의 상하방향에 대한 해부학적 부위를 나타낸다. 『WHO용어집』설명에 따르면 상초는 횡격막보다 위의 상부로 거의 흉부를 지칭하며 심장 · 폐장이다. 중초는 횡격막과 배꼽 높이의 부위를 지칭하며 간 · 담 · 비 · 위가 속한다. 하초는 배꼽 높이 이하를 나타내며, 신 · 방광 · 대장 · 소장으로 이루어진다.

그러나 이 구분은 체표에서 바라 본 시각이다. 따라서 중 · 하초에서는 체표 구분과 복강 내 장기의 대응이 어긋나고 있다. 하초는 배꼽 아래와 후복막 장기도 포함하는 부위라고 생각하는 것이 실제적으로 도움이 된다(그림 9).

또한 주의하지 않으면 안 될 것은 삼초는 Triple Burners라는 번역어도 있듯이, 삼초라고 말하는 용어에는 두 가지 의미가 있다. 위에서 설명한 해부학적 부위 이외에 원래 육부 중의 하나(오늘날로 말하면 체간부 정맥계)를 가리키는 경우도 있다.

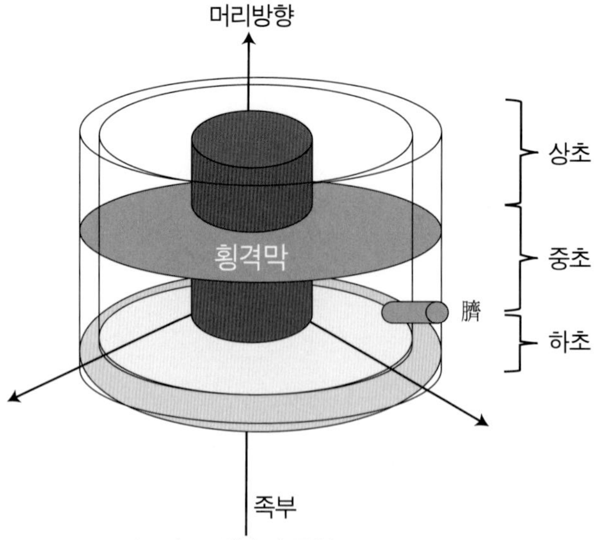

〈그림 9〉 **삼초의 구분**

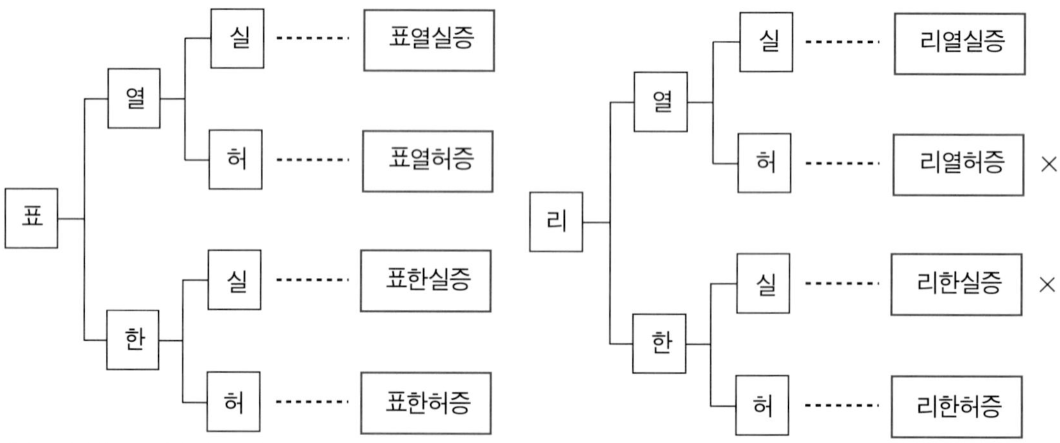

주: X는 일반적으로 일을 수 없는 상태

〈그림 10〉 **팔감의 분류(야마다 코준, 외 『도설 동양의학』 인용)**

5) 결론

이상으로 팔강을 설명하였지만, 이 개념을 확립 하는데 있어서는『상한론』의 육병위 연구가 크게 공헌하였다고 할 수 있다. 중국 청대 후기 경에 "팔강"이라는 명칭이 확립된 것으로 나온다.『의강제요』(이종원:1830)에 나오는 것이 최초라고 알려져 있다(아래 논문 1). 그리고 야마마코준 들은「음양표리한열허실」에 대하여 표 · 열 · 실은 양의 범주에 속하고, 리 · 허 · 한은 음의 범주에 속한다(『소문』음양응상대론)고 설명하고 있다(아래 논문 2). 즉, 팔강은 음양 · 표리한열허실로 나누어지며, 음양은 최종 결론으로 사용되어 지는 것으로 한다. 그리고 八綱의 八은 음양표리한열허실이 여덟 가지라는 것이 아니고, 그림 10에서 보듯이 표리한열허실이 여덟 갈래로 나누어 질 수 있기 때문에 유래되었다고 설명한다.

[논문]

1. 王 洪圖, 朱 勉生: 팔강에 대하여, 중의임상 5(3), 73-78, 1984
2. 山田光胤: 圖說동양의학, 206-218, 학습연구사, 東京, 1979

[참고문헌]

1) 寺澤捷年: 증례로 배우는 화한진료학, 의학서림, 東京, 1990
2) 大塚敬節, 외: 한방진료 실제, 남산당, 東京, 1954
3) 花輪壽彦: 한방진료레슨 증보판, 金原출판, 東京, 2003
4) 藤堂明保, 외: 漢字源, 학습연구사, 東京, 1988
5) 鎌田 正, 米山寅太郎: 新漢語林, 大修館서점, 東京, 2004
6) 創醫會學術部 편: 한방용어대사전, 燎原, 東京, 1984
7) 山田光胤, 代田文彦: 圖說동양의학(기초 편), 1979

2. 육병위(육경변증)(Six-Meridian Pattern Identification/Syndrome Differentiation)

1) 三陰 三陽(Three Yin and Three Yang)

음양허실한열표리를 이해하였다면, 이제 이들 개념을 질병 진단 분류에 사용하는 것을 알아 보겠다. 육병위는 급성병이 발생하여 병이 진행하면서 사망에 이르기까지 질병 단계를 이해할 목적으로 만들어진 병태파악 개념이다. 크게는 열성병의 진전을 이해하는데 매우 뛰어난 체계이다. 이 분류는 급성병을 이해하기 쉬울 뿐만 아니라, 열증후를 제외하면 만성병에 대한 응용이 가능하다는 점이다. 이와 같은 시스템을 만든 것은 선인들의 대단한 공적이다.

이와 같은 질병의 진전을 서술한 문헌은 중국 漢 말기에 성립된 『상한론』이다. 여기서는 급성병(상한 · 중풍)의 질병 발생, 진행, 사망에 이르기까지 자세히 설명하고 있다. 즉, 열이 지배적인 단계인 열증과 한이 지배적인 시기인 음증으로 나누고, 다시 여기에 제각각 특징으로 세 병위로 나누어진다. 즉, 삼양병과 삼음병, 합하여 육병위의 시기에 따른 치료법을 설명하고 있다.

『상한론』에서는 질병의 기록이 태양병증, 양명병증, 소양병증에서 음증 순으로 설명 되어 있다. 아마도 급성감염증에서는 급속한 진행이 많아서 태양병 다음에 곧장 양명병으로 들어간 경우가 많았기 때문이라 추측된다(『소문』 熱 편).

이들 병기의 해설 순서에 대해서는 여러 가지 의논이 이루어지고 있다. 여기서는 해부학적인 순서 관점에서 초심자에게 이해하기 쉽도록, 그리고 만성병에 응용하기 쉽게 후지히라 켄 선생이 주장한 순서에 따르도록 하겠다. 이 순서에 의하면 태양병증, 소양병증, 양명병증, 태음병증, 소음병증, 궐음

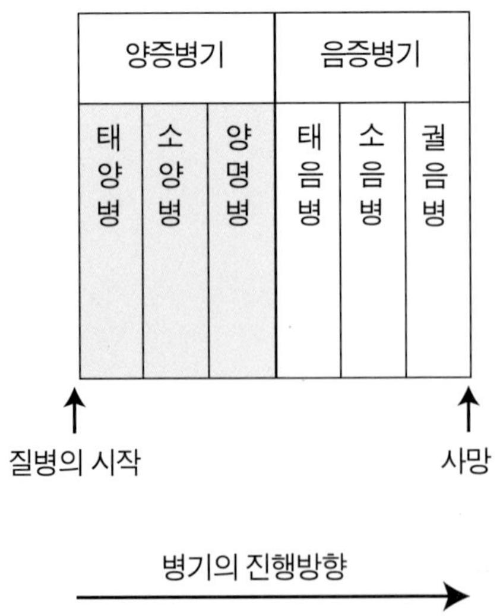

〈그림 11〉 **병기의 진행상태**

병증인데, 차례대로 설명하고자 한다(그림 11).

그리고 각 병증의 WHO 용어는 다음과 같다.

①태양병증: 태양병(Greater Yang Disease Pattern/Syndrome)
②소양병증: 소양병(Lesser Yang Disease Pattern/Syndrome)
③양명병증: 양명병(Yang Brightness Disease Pattern/Syndrome)
④태음병증: 태음병(Greater Yin Disease Pattern/Syndrome)
⑤소음병증: 소음병(Lesser Yin Disease Pattern/Syndrome)
⑥궐음병증: 궐음병(Reverting Yin Disease Pattern/Syndrome)

단, 양증에서는 세 병위가 열성 등으로 분명하게 나누어지지만, 음증은 세 병위의 구별이 양증만큼 명료하지 않다. 이 때문에 임상에서 음증의 세 병태는 하나로 생각하고, 증후나 응급도로 이해하여도 큰 무리는 없다고 생각한다.

그리고 병위를 파악하는 데는 앞서 설명한 「팔강」에 따라 이해하면 알기 쉽다고 생각한다.

2) 病位와 八綱

ⅰ. 체력:정기 · 병사=허실
ⅱ. 반응 · 열형=한열
ⅲ. 질병부위=표리
ⅳ. 질병으로부터 발증 시간=음양

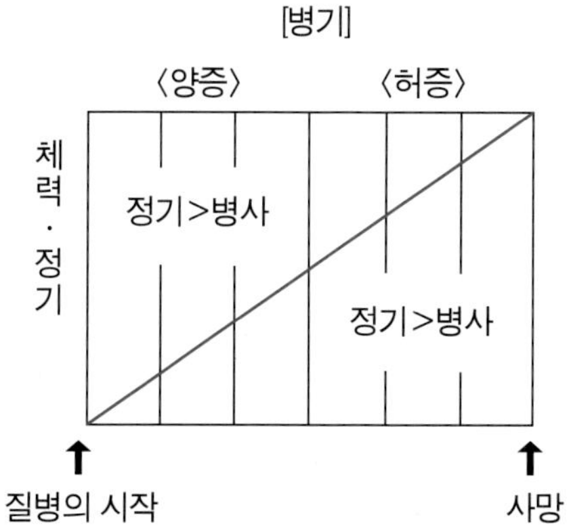

〈그림 12〉 **정기 · 병사의 조합**

이상과 같이 우선 허실을 판정(허라는 것은 뭔가가 부족하여 있는 상태, 실이라는 것은 뭔가가 과잉으로 여유가 있는 상태를 말한다)하고, 다음으로 다른 요소를 고려하여 어느 병위에 있는가를 결정한다. 이들의 결정에는 다음 다섯 가지 원칙이 있다.

(1) 정기 · 병사의 조합

후지히라 선생은 크게 보아 양증에는 정기>병사, 음증에는 정기<병사로 된다는 입장을 취하였다(그림 12). 환자의 병상에 따라 허실은 달라진다.

(2) 한 열

양증에서는 열의 패턴이 중요하다(그림 13). 주기열은 평열이 간헐기로 되는 것을 말하는데, 전형적인 예는 저녁 무렵에 열이 나오고, 아침이면 내려가는 형이다(태양병).

이장열은 한방용어에서 왕래한열이라고도 한다. 간헐기의 평열이 없고, 온도차 1° 이상이 전형적이다(소양병). 나아가 지속열 · 계류열이면 38° 이상의 고열로 온도차 1° 미만이 전형적이다(양명병).

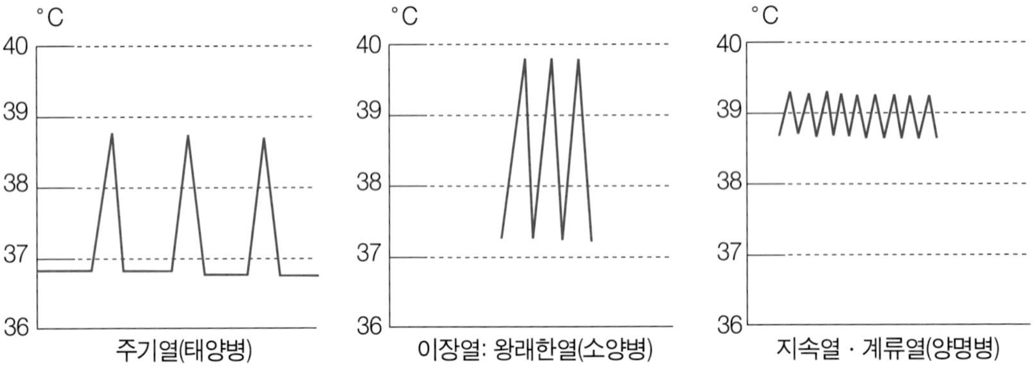

〈그림 13〉 **양증의 열패턴**

(3) 표리

팔강으로 변증한 부위이다. 병증은 表에서 들어가고, 진행하면 裏로 향한다. 양증에서는 병증마다 장소가 다르지만, 음증에서는 裏뿐이다(그림 14).

표리와 한열의 조합으로 생각하는 것이 대부분이다. 이들 조합으로 표열 · 표한, 이열 · 이한의 네 종류, 그리고 반표반리에 열과 한으로 정리하는 것이 가능해진다. 즉, 표가 열로 이루어져 있는지 寒으로 이루어져 있는지, 또는 裏가 熱한지 寒한지 하는 것은 체온 상태를 나타낸다.

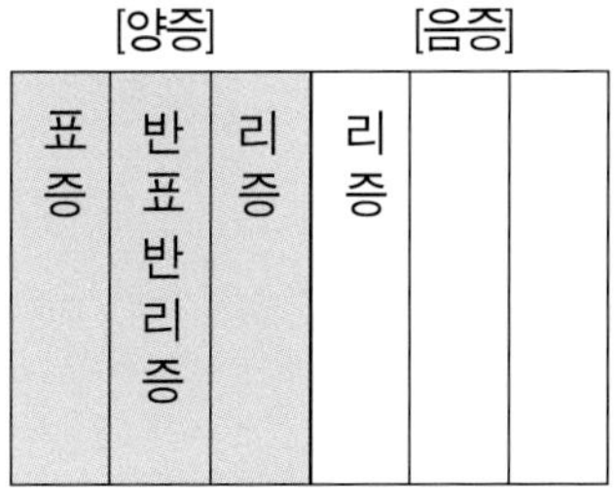

〈그림 14〉 **표리**

(4) 질병 진행의 원칙

『상한론』에서는 1~3은 태양병, 4~6일은 소양병, 6 · 7~8일은 양명병이다(후지히라). 이 원칙으로 질병이 진행한다고 해석한다.

(5) 허실과 병증

허실은 병증에 따라 반응 정도가 시시각각 변하기 때문에 두 방향이다. 양명병은 실증밖에 없고, 소음병 · 궐음병에서는 음증밖에 없다. 그리고 이들 치료는 병증에서 그 원칙이 결정된다(그림 15).

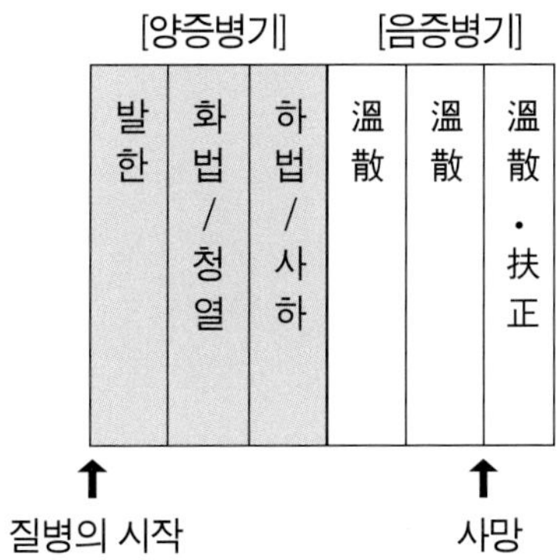

〈그림 15〉 **병증과 치료원칙**

3) 육병위의 병태

〈표 6〉 육병위 정리

	陽証期			陰証期		
	태양병	소양병	양명병	소음병	태음병	궐음병
체력(T) vs 병사(B)	T>>B	T>>B	T>>B	T=<B	T<B	T<<B
발열, 오한	표한표열	왕래한열(口苦)	裏熱(潮熱)	裏寒 (허성복만)	裏寒 (권태감)	裏寒: 極寒 (권태감)
병기부위	표	반표반리	裏	裏	裏	裏
치료법	發汗	和法	下法	溫散	溫散	溫散 · 扶正

이상을 이해하였다면 이제부터 치료법을 포함한 육병위에 대한 정리를 하고자 한다. 표 6과 같이 된다. 지금부터 각 병위의 포인트만을 나타낸다. 자세한 것은 문헌(테라사와 카츠토시 외 여러 가지)을 참고하여 주길 바란다.

(1) 「태양병은 脈浮頭項强痛하면서 惡寒이 있다」

「脈浮頭項强痛하면서 惡寒이 있다」는 것은 『상한론』 기재에서 육병위의 대강을 말한다. 제각각 병위에 대한 전형적인 증상을 나타낸다.

태양의 「太」는 太古랄까, 사람 이름인 太郞에서 알 수 있듯이, 시작 또는 첫 번째라는 의미이다. 다시 말하면 양증이 시작된다는 뜻이다.

질병은 체표면(표증)으로부터 침입하는데, 表는 피부 · 구강 등 외부에 노출된 장소라고 생각하면 되겠다.

증상은 약간 확대하여 관절통 · 근육통도 더해진다. 열형은 주기열이고, 3대 특징은 두통 · 발열(주기열) · 오한이다(소화기증상은 원칙적으로 없다). 맥진은 浮脈. 설진이나 복진은 그다지 유용하지 않다. 치료원칙은 발한(汗法)인데, 이 때문에 피부소견에서는 땀의 유무가 허실 진단에 중요하다. 땀이 나는 환자에게는 이 시점에서 태양병의 실증약은 피해야 한다.

[중급자] 태양병에서는 오한이 있기 때문에 表寒의 병태라고 생각할 수 있는데, 몸에서 발열이 일어나면 치유되어 가는(서양의학에서도 증명되고 있다) 과정에서의 한 증상이다. 이때 한기를 느낀다고 생각하고 있다. 따라서 후지히라 선생은 이것을 발열의 참 모습이라고 말하고 있다. 그는 태양병의 발열과 오한을 「眞熱假寒」으로 표현하였다. 이 책에서는 이 입장을 취하여 表熱이라고 한다.

(2) 「소양병에는 입이 쓰고 목이 마르며 눈이 핑 돈다」

질병이 반표반리로 진행한 상태이다.

대표적인 증상은 상부소화관 또는 기도 증상이다. 구내이상감 메슥거림 구토 目眩 식욕부진이며, 열이 나는 형태는 왕래한열이다.

소양병부터는 진단에 설진과 복진이 유효하다. 맥은 현맥(활이나 악기의 줄같이 팽팽하게 긴장되어 있는 맥). 혀는 백~백황태이다. 복부에서 흉골궁 밑에 저항 · 압통(흉협고만)이 있으면 시호제가 대표약이다. 心下痞硬이 강하면 사심탕 등이 적응증이다. 치료원칙은 화법. 즉 현대적으로 말하면 해열 등의 소염제이다. 약제는 여러 갈래가 있으므로 각종 문헌을 참고하길 바란다.

(3) 「양명병은 胃家實이다」

질병이 내부까지 달한 상태이다.

열형은 지속열이며, 대표적인 증상으로서 크게 두 갈래로 나누어진다. 우선 大綱에서 나타내었듯이 實性腹滿(강하게 팽팽하여 있다) 변비 섬어 망행이다. 다른 하나는 裏熱로서 구갈이 심하고 때로는 침대가 젖을 정도의 전신에 땀이 많은 증상이다.

맥은 침긴, 혀는 두텁게 건조한 백~황태 또는 焦黃苔, 복진은 충실.

치료로서 전자인 경우에는 승기탕 류이고, 후자 증상에는 백호탕 류 적응증인 경우가 많다. 치료원칙은 下法, 즉 下劑로 瀉下시키는 것이다.

(4) 「태음병은 복만하고 토하여 음식을 넘길 수 없다. 심하게 설사를 하기도 하며, 때로는 배가 원인 없이 아프기도 한다.

이럴 때 만약 하제로 설사를 시키면 반드시 가슴 밑이 심하게 결리게 된다」

음증의 시작이다. 질병은 이때부터 내부에 들어가 있게 되며, 발열은 없이 裏寒이 된다. 정기와 병사와의 관계로부터 본다면 대치 길항상태에서 병사가 약간 우세해 지는 상태다. 그러나 아직 투병반응이 남아 있는 상태다.

대표적인 증상은 虛性腹滿(팽팽하지만 다소 부드럽고 장음이 나타난다) 설사 복통이다.

맥은 미세, 혀는 습윤한 백태이다. 복부는 약간 연약 또는 虛滿이다. 이 질병까지는 실증상태다. 치료는 계지 인삼 황기 등으로 기를 보하든지, 오수유 소량부자 등으로 안을 따뜻하게 한다든지 한다(溫散). 병독을 상회하는 체력 기르는 것을 목표로 한다.

(5) 「소음병은 소음의 병답게 맥은 미세하고 오로지 누우려고만 한다」

음증의 전형적인 상태이다. 대표적인 증상은 胸內苦悶 번민 물 같은 설사 사지궐냉 오한 심장쇠약 氣力困憊 의식몽롱.

맥은 미세하고 혀는 무태로 청백하다. 복부는 연약.

치료원칙은 앞서 말한 것과 같이 부자 오두(減毒하지 않은 부자) 건강 등을 중심으로 한 溫散이 주체이다.

(6) 「궐음병은 소갈하고 기가 위로 올라 가슴을 두근거리게 하며 심중동열하고 배가 고프더라도 먹으려고 하지 않으며 먹더라도 곧장 토해 버린다. 이때 下法을 쓰면 설사가 멈추지 않는다」

음증의 최종단계이며, 죽음에 직면한 상태이다. 따라서 환자의 입장에서 보면 최후 총력전을 벌이고 있다. 이 때문에 양증과 혼동하기 쉬운 증상이 나타난다. 자칫하면 모순되어 보이는 복잡한 병상도 나타나기도 한다.

대표적인 증상은 소화되지 않은 변(냄새가 없다), 아주 심한 사지궐냉, 청색증, 은근한 흉통, 드물게는 발한(冷汗) 등이다. 질병의 주체가 寒인데도 불구하고 열이 있는 것 같은 상태 즉 허열(별명:眞寒假熱)이 나타난다.

혀는 무태이며 청백을 띠기도 하나 흑태가 생기기도 한다. 복부는 연약하다.

치료원칙은 溫散이지만, 이다음에 나타나는 증에는 증상에 맞춰 다양한 약제를 사용한다.

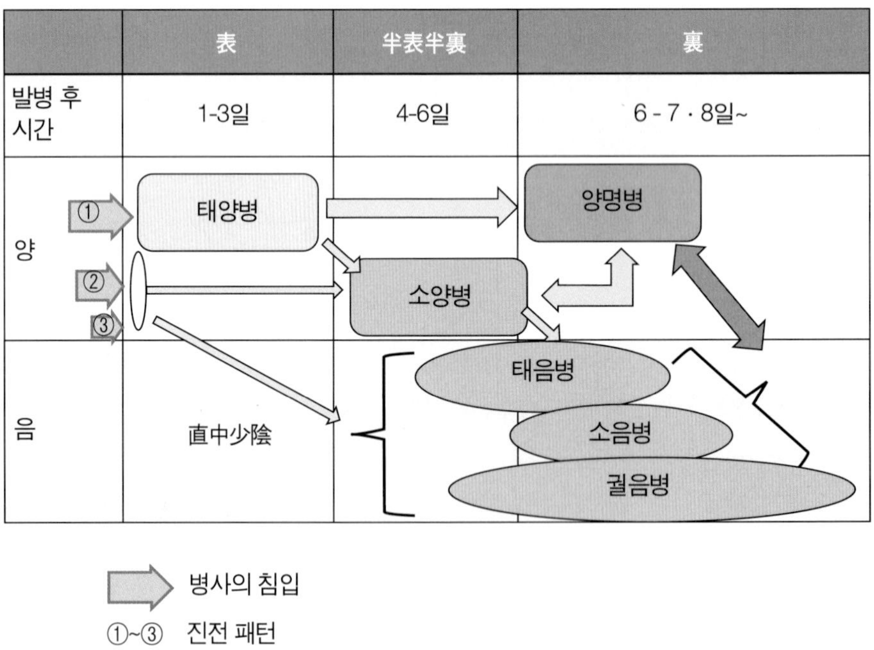

〈그림 16〉 질병의 전변, 진전 패턴(테라사와에서 인용 · 수정)

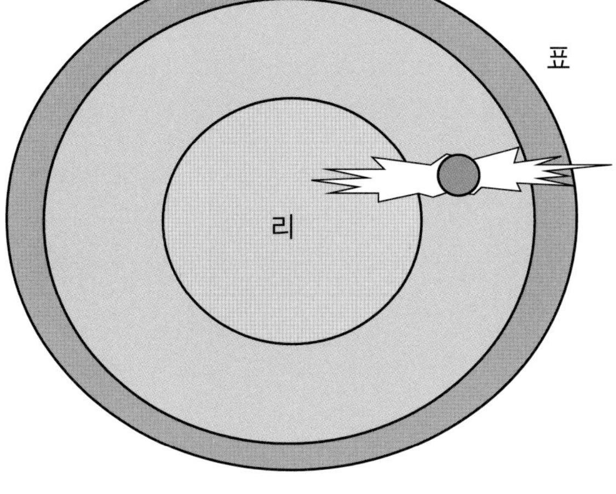

〈그림 17〉 **合併**

4) 질병의 轉變 패턴

그림 16에서 질병 악화 시 몇 가지 전변 패턴을 시간관계로 나타낸다. 질병의 진행을 크게 보면 表에서 裏, 陽에서 陰으로 향한다(①). 그러나 실제로는 반드시 순서대로 그렇게 나아가지 않는다. 병사와 체력 관계에서 변화가 많이 일어난다. 예를 들면 병사가 심하여 傷寒(중증감염증)으로 된 경우, 체력(정기)이 쇠퇴한 피로 시 또는 고령자에게는 태양병(표) 증상 시기가 거의 없고 곧 바로 소양병증으로 되거나(②), 혹은 곧장 음증(裏)으로 들어간대[이런 경우를 「직중 소음」이라 한다(③). 그리고 ①의 순서라 하더라도 태양병증(표증)에서 양명병증(리증)으로 이행한다. 즉, 소양병단계를 건너뛰고 전신으로 퍼져 나간다(『상한론』의 기재 순서).

치유될 때는 이 단계에서 낫는 경우도 있다. 질병의 회복과정에서 보면 그 병위에서 그대로 치유되는 경우도 많다. 병위를 거꾸로 되돌아가는 경우도 있는 반면 도중에 치유되는 경우도 있다. 오래 끌게 되는 경우에는 대부분 소양병을 경유하여 치료되는 경향이다.

[중급자] 두 병증 이상 걸쳐 있는 병태(合病과 併病)에 대하여 설명하고자 한다.

이와 같은 육병위 원칙이 있지만, 당연히 예외도 있다. 2, 3의 병증이 한꺼번에 걸쳐있는 경우이다. 『상한론』 가운데 이와 같이 예외적인 경우의 치료 해결법 원칙도 고려되어야 한다.

합병: 병상이 격렬하여 다른 병증에 부분증상을 나타내는 시기이다(그림 17). 치료법으로서는 主戰병증을 치료하게 되면 개선된다. 즉, 하나의 처방으로 치료한다. 예를 들면 『상한론』(宋版 제32조) 「태양과 양명의 합병에는 반드시 설사한다. 갈근탕을 처방 한다」는 것이 있다. 이 증례에서의 갈근탕은 일반적으로 태양병에 사용하는 처방이기 때문에 소화기증상인 설사 때에 처방되어서는 안 된다. 그러나 병기의 본체가 태양병이고, 그 영향으로 裏에 영향을 미친 것이라고 생각한다면 갈근탕이 유효하다는 사실을 밝히는 조문이다.

합병:우열을 가르기가 어려운 두 병증이 한꺼번에 걸쳐 있을 수 있다(그림 18, 19). 치료법으로서는 원칙적으로 「先表後裏」라는 말로 정리된다. 나타난 병증 가운데 表에 가까운 쪽의 약을 먼저 사용한 다음, 裏에 가까운 병증을 치료한다는 개념이다. 그러나 예외적으로 裏에 가까운 병증이 급하다는 등, 뭔가의 이유로 裏를 먼저 치료하지 않을 수 없고, 다음에 表에 가까운 쪽의 약물을 투여하는 경우가 있다. 이 방법을 「先急後緩」이라 말한다. 이것을 사용할 때는 신중하게 하지 않으면 질병이 전형적으로 되지 않는 壞病으로 빠지게 되면서 난치성의 위험을 안게 되므로 주의하여야 한다. 예를 들어 태양과 양명의 併病이 있다. 『상한론』(宋版 제220조) 「二陽併病에 태양병이 멈추고 단지 조열이 나타나며 수족이 촉촉하게 땀이 나고 대변이 잘 나오지 않으며 섬어를 나타내는 자에게는 하제를 사용하여 낫게 해야 한다. 승기탕이 제 격이다」. 이 경우 변비가 꽤 심한 증상이기 때문에 이것을 먼저 치료하고 나서 전체적인 치료를 검토하여야 한다.

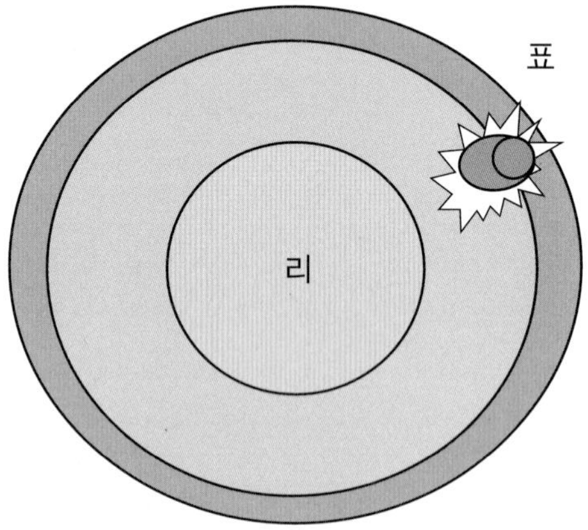

〈그림 18〉 **併病** ①

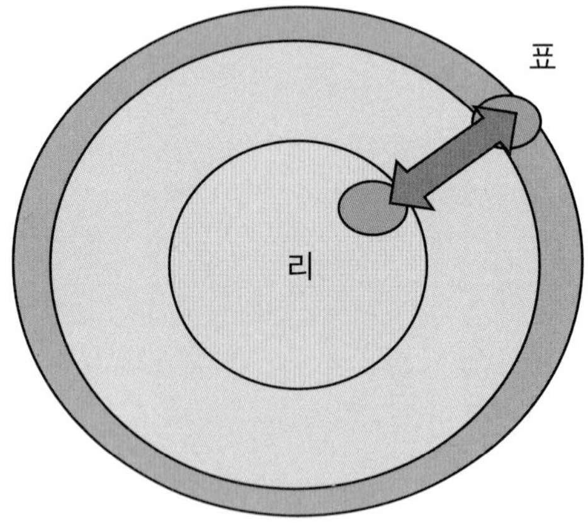

〈그림 19〉 **併病** ②

5) 육병위의 만성병에 대한 응용

『상한론』은 급성 열성병에 대한 기록이다. 『상한론』에서는 한방약이 소속되는 병위와 사용목표의 허실을 상대적으로 이해할 수 있다. 이것을 만성병에 응용하는 경우, 증상 가운데 발열에 관한 부분만 빼면 처방을 만성병에 응용할 수 있다.

육병위의 처방 분류는 초심자가 약방의 강약(한열허실)을 이해한다면, 매우 도움이 되는 훌륭한 분류라고 할 수 있을 것이다.

반드시 한방을 시작하는 사람들은 육병위에 대하여 잘 이해하길 권한다.

3. 기 혈 수

기혈변증(Qi-Blood Pattern Identification/Syndrome Differentiation)
진액변증(Fluid - Humor Pattern Identification/Syndrome Differentiation)

1) 시작하면서

기 혈 수는 한방에서 말하면 생리이고, 비정상적인 것이 병리이다. 그러나 이것은 가상의 생리 · 병리개념이다. 이것은 목전의 환자 병태를 이해하여 처방을 결정하기 위한 작업가설이라 생각한다면 이해 될 것이다. 그러면 왜 사용 하는가 하고 말하면 복잡한 환자의 병태 · 병리를 이 개념으로 통합하여 파악함으로써 한방처방을 결정할 수 있기 때문이다. 아키바 테츠오 선생은「양적 질적인 판단으로 치료방법을 선택하는데 도움이 된다」고 설명하고 있다. 처방 선택의 프로세스는 다음에 설명하겠다.

[중급자] 이 개념에는 역사적 변천이 있다. 기 혈 수 (진액) 이론은『상한론』에서도 불완전하게 일부만 설명되어 있다. 현대 중의학의 기초로 되는 사고는 중국의 금원시대에 나온 것이라고 알려져 있다. 일본 한방의 한 유파인「고방」의 대가였던 요시마스 토도(1702~1773)는 실태가 명료하지 않는 기혈개념을 일단 사용하지 않는 것으로 했다. 그러나 그이 아들인 요시마스 난가이는 기 혈 수의 생리 · 병리개념을 부활시켰다(안정광적 선생에 의하면 현대 일본 한방의학에서 말하는 기혈의 개념과는 다르다고 지적한다). 이후 유모토큐신이 지은『황한의학』(1926년 간)에 근대의 기혈수설이 시작되었다. 기허의 개념, 나아가 혈허의 개념이 테라사와 카츠토시에 의하여 추가되었다. 그러나 테라시와 카츠토시의『증례로 배우는 화한진료학』에서도 확실한 수분 결핍(음허)에 대하여 항목을 설정하여 설명을 하고 있지 않다. 이 책에서는 이와 같은 점을 고려하여 중의학을 참고하여 보충하여 둔다.

중의학에서는 기혈진액과「수」의 생리적인 의미에서 진액을 대신 사용하고 있다. 그리고 병리적 의미에서는 담음이 시용되고 있어 보다 자세히 분류하고 있다. 그러나 일본 한방의학의 기 혈 수는「치료에 주안점을 둔 분류」이고(安井), 단순화한 것이 특징이다.

(1) 기 혈 수의 전체 관계

음양론으로 말하면 기(별명은 양기)는 기능을 담당하는데 반하여, 혈(광의)(별명은 음액)은 물질적인 것으로 되어 대립개념이다. 이 혈을 다시 혈(협의)(혈액)과 수(혈액이외의 체액)로 나누어「기 · 혈 수」가 완성되었다(그림 20).

게다가 기 · 혈수에는 상하관계가 있다. 기는 상승하는 성격이 있고, 혈수는 하강하는 성격이 있다. 그리고 기 · 혈수는 서로 관계를 맺고 있다고 생각된다. 또한 현대의학에서는 기는 자율신경계, 혈은

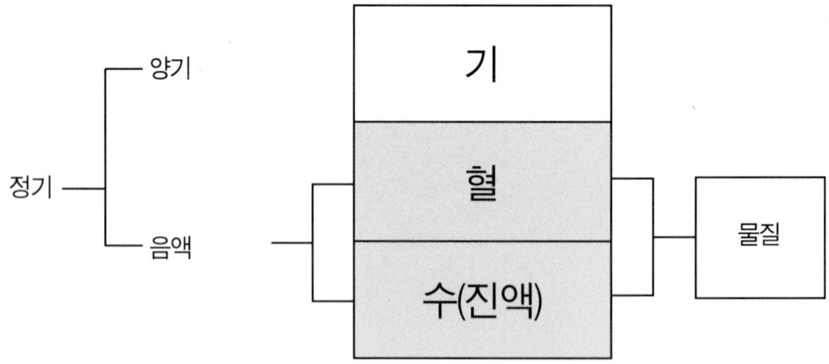

〈그림 20〉 **기혈수의 전체관계(松本克彦: 『오늘날 의료용 한방제제-이론과 해설』에서 인용 · 수정)**

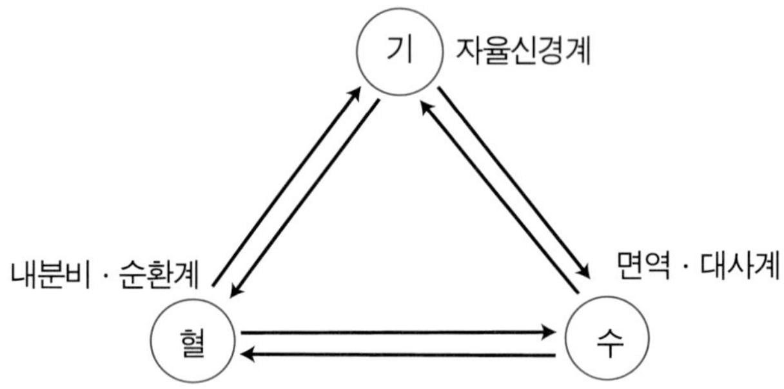

〈그림 21〉 **기 · 혈 · 수의 성립**

[기]

생명을 유지하는 보이지 않는 에너지

⬇ ⬆

「협의의 血」
생명의 구조를 유지한다

원기 질병 혈기왕성

「기」의 작용으로 체내를 「기」 · 「혈」 · 「수」의 과부족 없이 원활하게 순환시킴으로써
건강을 유지할 수 있다 (일종의 작업가설).
여기에 과부족이 생기고, 흐름이 막힌 상태를 질병으로 간주 한다

〈그림 22〉 **기 · 혈 · 수의 작업가설**

내분비 · 순환계, 수는 면역 · 대사계에 해당한다고 생각하는 것이 초보자들은 이해하기 쉬울 것이다(그림 21).

그리고 건강할 때는 기의 작용으로 체내 기 혈 수가 과부족 없이 원활하게 순환함으로써 건강을 유지할 수 있다. 이와 반대로 질병이 발생하면 기 혈 수의 과부족이 일어나게 되고, 흐름이 정체된다(그

한 · 방 · 칼 · 럼

요시마스 토도(吉益東洞)와 요시마스 난가이(吉益南涯) 父子

요시마스 토도 1702년~1773년. 히로시마市 內山口좌에서 출생. 이름은 爲則이고 東庵이라 하며 뒤에 東洞(토도)[쿄토 東洞院에 거주하였다]으로 고친다. 대대로 金創家(칼 상처를 전문적으로 치료하는 의사)였다. 37세 때, 큰 뜻을 품고 쿄토로 올라가서 姓을 吉益(요시마스)으로 바꾼다. 44세 때 야마와키토요에 천거된다. 그때까지 인형을 만들어 생계를 이어갔다고 전해진다. 48세 때 장남인 南涯(난가이)를 낳는다. 공적은 『상한론』을 중시하고, 음양오행설에 기초한 의학을 관념론이라 하여 배척한다. 그는 진지한 실험의 길을 개척한다. 「만병은 오로지 독이며, 모든 약은 독물이다. 독으로서 독을 친다. 독을 없애면 몸은 저절로 낫는다」는 萬病一毒說을 제창한다. 이 독을 제거하기 위하여 강력한 작용을 가진 峻劑를 사용하여 공격적인 치료를 행하였다. 아키바 테츠오에 의하면 만병일독설은 모르는 병인을 논의하지 않고 단지 블랙박스로 두며, 음양오행설에 대한 안티테제였던 것이 아닌가 하는 설명을 『상한론』내놓고 있다. 그의 저서인 『類聚方』(1762년)과『方極』(1755년)은 『상한론』과『금궤요략』가운데 중요한 처방을 약제마다 나열하면서 그 적응증을 귀납적으로 추출한다. 그리고 『藥徵』(1771년)은 귀납적으로 생약의 효과를 유추하여 만든 획기적인 저작이다. 이 외에 『建殊錄』(1763년) 『醫事或問』(1769년)『方機』『醫斷』 등의 저작이 있다. 향년 72세로 쿄토 東福寺에 안장되었다.

요시마스 난가이 1750년~1813년. 아버지 토도의 만병일독설을 부연하여 기혈수이론을 제창하였다. 어렸을 때부터 아버지의 길을 계승하려는 뜻을 품고 낮밤으로 정진하였다고 전해진다. 24세 때, 아버지 토도가 죽고 난 뒤 유업을 이어 받는다. 그리고 두 동생인 東岳과 贏齋를 기르면서 가업을 닦는데, 많은 문하생들이 몰려 들었다. 쿄토의 대화재로 오사카로 옮긴다. 43세 때 오사카의 집을 동생에게 물려주고 쿄토에 집을 짓는다. 이때 기혈수를 제창하고, 여기에 맞춰 『상한론』을 재해석한다. 이 이론은 중경의 처방을 기혈수에 의하여 설명 하려고 했는데, 『氣血水藥徵』(1792년)을 지어 구체화하였다. 난가이가 기혈수를 제창한 것은 아버지 토도의 지나친 학설을 바르게 하기 위함이었다고 전해진다. 「독으로써 질병의 독을 없앤다」는 과격한 토도의 학설에 수정을 가하고, 치료법에도 부족함을 보충하려고 한 것이다. 토도의 「직접 경험한 것을 바탕으로 사실에 입각한 의학」의 확립에 노력한 것은 요시마스 일가를 이끌고 갈 중책을 떠맡은 난가이의 운명적 귀결이었을 것이다. 향년 64세. (후반부는 『요시마스 난가이』 마츠다 유키오 저서에서 인용)

림 22).

그렇다면 기 혈 수의 밸런스가 깨어진 상태를 생각해 보자. 앞서 설명한 대로 과부족 없이 균형이 갖춰진 있으면 건강하지만, 과로 스트레스 불섭생 노화 허약체질로 이 밸런스가 깨지면 소모된다든지, 약해진다든지 하게 된다. 이렇게 되면 아무리 쉬더라도 피로가 없어지지 않는 상태로 되고, 나아가 이 왜곡은 각 개인의 약점을 파고들어 질병으로서 나타나게 된다.

한 · 방 · 칼 · 럼

「기」라는 말은 어딘지 모르게 고리타분하다!

과학자가 되려는 의대생 · 약대생이든, 수련의 · 의사이든, 처음으로 한방의학을 배울 때, 「기」라는 설명을 들을 때의 느낌으로 이 사람이 한방을 좋아할까, 아니면 싫어할까가 결정되어 진다. 이 말은 과장 같지만, 지나치지 않다. 기에 대하여 「형태가 없이 작용만 있다는 것」 등으로 설명되는데, 이러한 것은 있을 수 있는 일이 아닐 것이다. 어딘지 믿기 어렵다고 생각하지 않는 사람들은 없을 것이다. 그러나 귀를 기울여 다음의 예를 들어보면 우선은 납득되지 않는 사람들은 없을 것이다. 〈전기〉 또는 〈자기〉의 예이다. 이 모두 형태는 없지만, 그러나 많은 사람들은 찌릿찌릿한 느낌을 경험한다. 나아가 과학자들은 이 두 개의 〈기〉를 부정하는 것이 아니라, 똑같이 「기」의 존재를 이해한 것이다. 그럼 그렇지, 과연 그러한 것이다. 이것은 안티 한방이나 한방에 회의적인 사람들에게 꽤 유효한 설명이며, 일거에 「기」의 개념을 이해하게 만드는 매우 편리하다. 반드시 이용하길 바란다. 그러나 〈전기〉나 〈자기〉가 물리적으로 존재하는가 하는 문제, 같은 한자를 사용하고 있는 한방에서 말하는 「기」라는 것이 존재하는가 하는 문제는 별개 사항이다. 독자들은 어떻게 생각하고 있는가?

[기와 관련이 있는 단어]

人氣 大氣 士氣 元氣 天氣 本氣 平氣 正氣 血氣 狂氣 冷氣 邪氣 呼氣 空氣 毒氣 活氣 勇氣 浮氣 殺氣 意氣 景氣 寒氣 濕氣 蒸氣 精氣 語氣 熱氣 靈氣 噴氣 霸氣 電氣 磁氣 등

[역자 주: 이들 단어에는 순수 일본어도 있다. 별도로 해석은 하지 않는다]

2) 기(Qi)

기체증(Qi-Stagnation Pattern/Syndrome)(또는 기울증)
기역증(Qi-Counterflow Pattern/Syndrome)
기허증(Qi-Deficiency Pattern/Syndrome)

(1) 한방의학에서의 개념

생명활동의 근원적 에너지(테라사와)인 氣는 형태는 없고, 작용만 있기 때문에 혈 · 수라는 물질적인 것을 움직이게 하는 힘이라고 정의한다(『한방진료의 실제』). 그리고 중의학에서는 기도 물질로 정의하고 있다.

氣 전체를 정기라고(Healthy Qi) 부른다. 선천의 氣 (Innate Qi)와 후천의 기(Acquired Qi)로 구성되

어 있다고 정의한다(그림 23). 즉, 사람의 생명력은 태어나면서 가지고 있는 생명력(에너지)과 살면서 음식물을 섭취하여 얻은 생명력(에너지)의 총화로 결정된다고 본다. 관계하는 오장은 선천의 氣가 「腎」의 장기에 저축되어 재생산된다고 간주한다. 후천의 氣는 「脾」에서 소화되고, 외기를 들어 마시는 「폐」가 관여한다고 생각 한다(고대의 학자들은 식사로 ATP를 얻기 위해서는 산소가 필요한데, 어떻게 해서 이들 관계를 알았는지 불가사의하다).

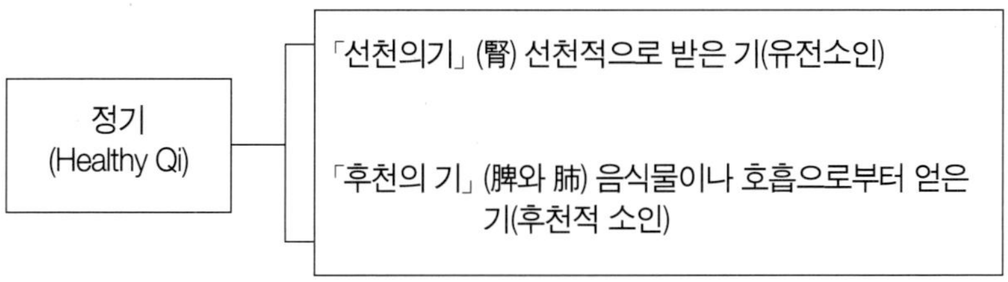

〈그림 23〉 **기의 생성**

(2) 키포인트

[氣의 특징] 氣는 위로 상승하는 성질이 있다. 이것은 병태로서 기역(상열하한:상기하나 족냉)으로 된다. 그리고 이동하는(시간적 · 공간적 · 정신적 등)성질도 있다. 병태로서는 질병 부위가 이동한다 든지, 증상이 발작적이며, 휴식하면 증상(통증 · 저림)이 일어난다.

[氣의 병리] 氣의 병태는 크게 나누어 기체, 기역, 기허의 세 가지로 나누는 것이 이해 하기 쉽다(그림 24). 기는 항상 움직이고 있기 때문에 충분하게 있는 것을 건강하다고 본다. 기체는 별명으로 기울이라 하기도 한다. 그러나 정신질환의 울병과 혼동되기 쉬우므로 이 책에서는 기체라고 표현한다. 기체와 기역의 증후군은 『상한론』에 설명되어 있다. 기허는 그 뒤에 확립된 개념이다. 전형적인 기역과 기체는 기허를 동반하지 않지만, 실제 환자들은 대부분 합병하는 경우가 많고, 치료도 다르다. 기의 병태를 정리하면 다음과 같다.

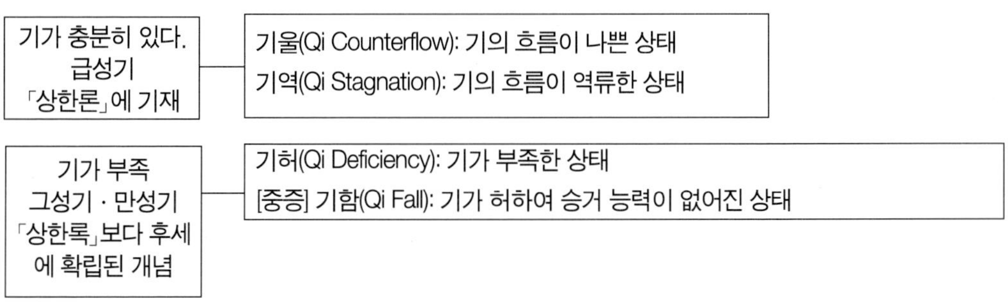

〈그림 24〉 **기혈수에 기초한 진단방법(병태 1)**

기체 = 기의 순환에 정체를 초래한 병태

기역 = 기의 순환 실조로 신체 중심부에서 말초로 또는 상반신에서 하반신으로 돌아야 하는 기가 역류하여 생기는 병태

기허 = 기의 양이 부족하여 일어난 병태

그리고 기역에는 표 7과 같이 운동형과 고정형이 있다(후지히라). 제각각 질병의 주체는 기와 혈이 관련하고 있다.

[중급자] 특히 중증의 氣陷(Qi-Fal:기가 허하여 昇擧능력을 상실한 상태)으로 표현하는 경우도 있다.

기체, 기역, 기허의 병태 진단기준(테라사와)을 표 8~10에 나타낸다. 이 점수는 합계 점수로 판단하는 것 외에, 어떤 증상이 중요시될까 하는 점수 가중치로 알 수 있다는 점을 잘 활용하면 좋다.

그리고 기의 이상일 때 사용하는 방제·한약을 표 11에 나타낸다

〈표 7〉 기역의 타입

운동형	고정형
주증상: 상기 중증에서는 분돈 긴장 열이 있는 음식을 먹으면 얼굴이 붉어진다 갑자기 복부에서 가슴이나 목으로 치밀어 오름 대표방제: 영계출감탕 계지가계탕 분돈탕 (계지 감초)	주증상: 냉증의 상기 어혈과 관련 갱년기장애 항상 붉게 달아오름 대표방제: 영계출감탕 계지복령환 도핵승기탕 (계지 감초)

今田屋章: 『입문한방의학』의 기혈수에서 인용

〈표 8〉 기체의 진단기준

증상	점수	증상	점수
우울경향[1]	18	아침에 일어나기 어렵고	8
두중 두모감	8	몸 상태가 나쁨	8
목이 답답함	12	방귀가 많음	6
흉협고만	8	트림이 많이 남	4
협부(옆구리)의 답답함	8	잔뇨감	4
복부팽만감[2]	8	배속에서 북치는 듯한 소리(고음)	8

[판정기준] 모든 항목에서 명확한 증상에 해당하는 점수를 주고, 그 정도가 가벼우면 각각 1/2을 준다. 합계 30점 이상이면 기체로 판정한다.

주 1) 우울경향은 우울한 기분으로 매사에 흥미가 없고 식욕이 없으며 음식을 먹어도 모래를 씹듯이 맛이 없는 등의 증상으로 그 정도를 판정하다.

주 2) 시간에 따라 주증상이 변한다는 것으로 역자는 이를 '변화 다양한 증상호소' 로 번역하고 있다.

(테라사와 가츠토시: 『증례로 배우는 화한진료학』, 『의학서원』에서 인용)

〈표 9〉 기역의 진단기준

증상	점수	증상	점수
하지는 차고 얼굴은 화끈 달아오름 (상열하한)[1]	14	매사에 잘 놀람	6
동계발작	8	초조감에 시달림	8
발작성 두통	8	안면홍조	10
구토(오심은 적음)	8	臍上悸[2]	14
발작성기침	10	하지, 사지의 냉감	4
복통발작	6	손, 발바닥의 땀	4

[판정기준] 모든 항목에 명확한 증상이 있으면 해당 점수를, 정도가 가벼우면 해당 점수의 1/2을 준다. 합계 30점 이상이면 기역으로 판정한다.

주 1) 상반신에는 열감이 있으며 동시에 하지는 냉감을 느끼는 것, 추운 바깥에서 난방이 되어 있는 실내로 들어올 때 이와 같은 증상을 느끼면 14점을 주어도 좋다.

주 2) 복벽 중앙을 손으로 가볍게 눌러 촉지되는 복대동맥의 박동이다.

(테라사와 가츠토시: 『증례로 배우는 화한진료학』, 『의학서원』에서 인용)

〈표 10〉 기허의 진단기준

증상	점수	증상	점수
몸이 나른함	10	눈빛과 음성에 힘이 없음	6
기력이 없음	10	혀가 옅은 분홍색으로 커짐	8
쉽게 피로함	10	맥이 약함	8
낮에 졸림	6	복력이 약함	8
식욕이 없음	4	내장 무력증상	10
감기에 잘 걸림	8	小腹不仁	6
잘 놀람	4	설사 경향	4

[판정기준] 한계 점수 30점 이상이면 기허로 판정한다. 해당항목의 증상이 명확하면 해당 점수를 주고, 정도가 가벼우면 1/2점을 준다.

주 1) 위하수, 신장하수, 자궁하수, 탈항 등을 말한다.

주 2) 소복불인은 배꼽 아래쪽 복벽 긴장 저하를 말한다.

(테라사와 가츠토시: 『증례로 배우는 화한진료학』, 『의학서원』에서 인용)

〈표 11〉 기의 이상을 치료하기 위하여 사용되는 한약 · 방제

기체개선약 (順氣)	대표한약: 지실 목향 후박 반하 진피 소엽 축사 향부자 천궁 시호 치자 대표방제: 반하후박탕‥반하 후박 소엽
기역개선약 (降氣)	대표한약: 계지(피) 소엽 반하 오미자 오수유 황련 천궁 대표방제: 영계출감탕‥계지(피) + 감초
기허개선약 (補氣)	대표한약: 인삼 황기 백출 복령 감초 대조 갱미 교이 대표방제: 인삼탕‥인삼 복령 감초 육군자탕‥인삼 백출 복령 대조 감초 보중익기탕‥인삼 황기백출 대조 감초

3) 혈(Blood)

혈허증(Blood Deficiency Pattern/syndrome)
어혈증(Blood Stasis Pattern/syndrome)

(1) 한방의학에서의 개념

혈이라는 것은 생체의 물질적인 측면을 지탱하는 적색의 액체(테라사와)로 정의한다.

(2) 키포인트

[혈의 특징] 맥관 내를 사용하여 흐르기 때문에 혈관 관련 질환이나 증상을 일으킨다. 그리고 하강하는 성질이 있어, 멈추면 열을 지닌다. 이것은 氣가 滯하는 것이기에 瘀熱을 만든다. 혈이 머무르는 원인으로서 한열자극 타박 수술 식생활습관(고지방 · 고단백질 운동부족 수면부족 정신적 스트레스) 변비 면역이상 내분비이상 염증 약물(스테로이드 등)이라는 설이 있다.

[혈의 병리] 두 병태 · 증상이 중복되는데, 다음과 같이 설명한다.

혈허 = 혈의 양 부족:(어감) 양이 부족하지 않더라도 말초에 혈이 다다르지 못한다

어혈 = 혈의 통과 장애:(어감) 장애로 말초에 다다르지 못 한다

즉, 어떤 원인이든지 「다다르지 못 한다」이기 때문에 특히 말초에서는 건조 내지 대사저하 등으로 두 병태는 다르다 하더라도 증상(표현)이 비슷한 면이 있다(정신증상 거친 피부 월경이상 등). 따라서 특이성이 있는 증상에 주목할 필요가 있다(그림 25).

[혈의 증상] 혈허 = 비복근 경련 손발톱 이상(갈라짐) 안색불량(옅은 황색 ~ 청백색) 혀 뒤 정맥협소 · 누우면 소실. 어혈 = 치질 색소침착 안색불량(검붉다) 피부 · 점막의 암적색(그림 26 왼쪽) 복부압통 또는 저항 혀 뒤 정맥노출(그림 26 오른쪽)

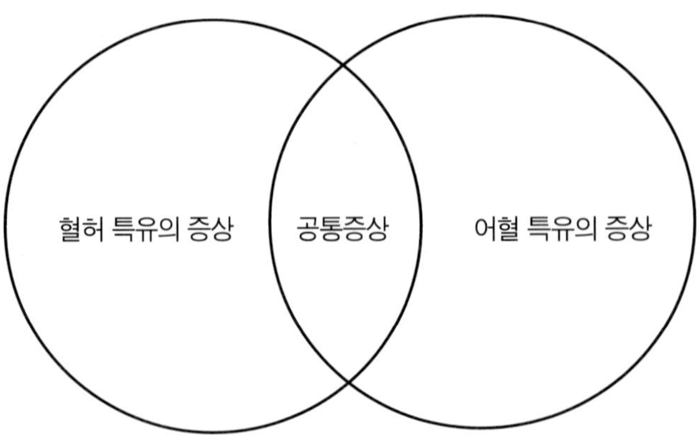

1) 전신에 영양을 공급하면서 潤하게 한다.
2) 정신활동의 주요한 기초물질
—혈이 충분하다: 정신은 충실하여 정신과 의사도 분명하고 감각도 매우 예리하며 잘 움직일 수 있다.
—혈이 부족하다: 정신이 쇠약하고 기억력이 감퇴하며 불면이고 꿈이 많으며 불안해 하고 때로는 멍하기도 하며, 가슴이 두근두근하면서 불안해 한다. 의식이 분명하지 않고 노이로제 등의 현상이 나타난다.

〈그림 25〉「혈」의 작용

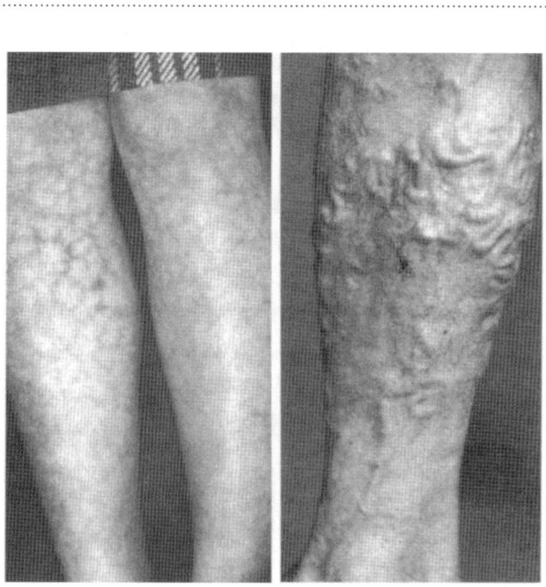

〈그림 26〉 **말초순환부전(좌: 대리석양피부, 우: 하지정맥류)**

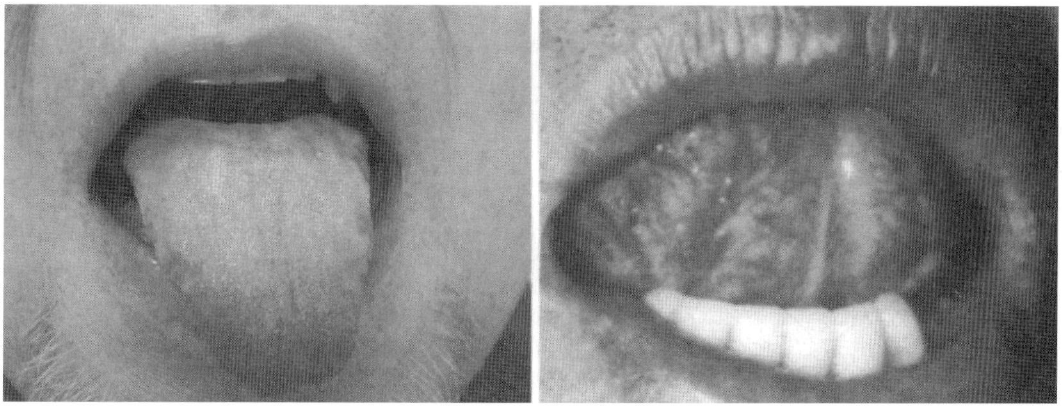

〈그림 27〉 **어반(좌)과 혀 안쪽의 정맥노장(우)**

혈의 증상 진단기준(표 12, 테라사와)과 혈의 이상 시 사용되는 방제 · 한약은 표 9에 나타낸다. 여기서 주의할 점은 테라사와의 진단기준은 어디까지나 공통진단을 위한 수단이지, 점수에 미치지 못한다고 하여 진단되어서는 안 된다는 의미는 아니다(역으로 말하면 점수를 만족시키면 대부분의 한방전문가에게 의견일치를 얻을 수 있는 진단이 된다). 예로 들어 단독으로 정맥류만으로는 점수를 만족시킬 수 없다 하더라도 「어혈」로 진단(어혈증)하고, 처방을 내는 근거로 삼을 수 있다는 점을 이해할 필요가 있다.

〈표 12〉 어혈 진단 기준

증상	점수 남	점수 여	증상	점수 남	점수 여
안검부의 색소 침착	10	10	배꼽주위 압통 저항(좌)	5	5
안면의 색소침착	2	2	배꼽주위 압통 저항(우)	10	10
피부의 갑착[1]	2	5	배꼽주위 압통 저항(중앙부)	5	5
입술의 암적색 변화	2	2	회맹부 압통 저항	5	2
잇몸의 암적색 변화	10	5	S상 결장부 압통, 저항	5	5
혀의 암적자색 변화	10	10	늑골부 압통 저항	5	5
혈관 확장[2]	5	5	치질	10	5
피하출혈	2	10	월경장애		10
손바닥 홍반	2	5			

[판정기준] 20점 이하: 非어혈 병태, 21점 이상: 어혈병태, 40점이상: 중증어혈병태

명확한 증상에 해당 점수를 주고, 정도가 가벼우면 1/2을 준다. 어혈의 복부 압통점은 그림 28에 표시하였다.

주 1) 피부가 거칠고 까실하게 균열이 일어난 상태

주 2) 모세혈관의 확장, 거미모양 혈관종 등

(테라사와 가츠토시: 『증례로 배우는 화한진료학』, 『의학서원』에서 인용)

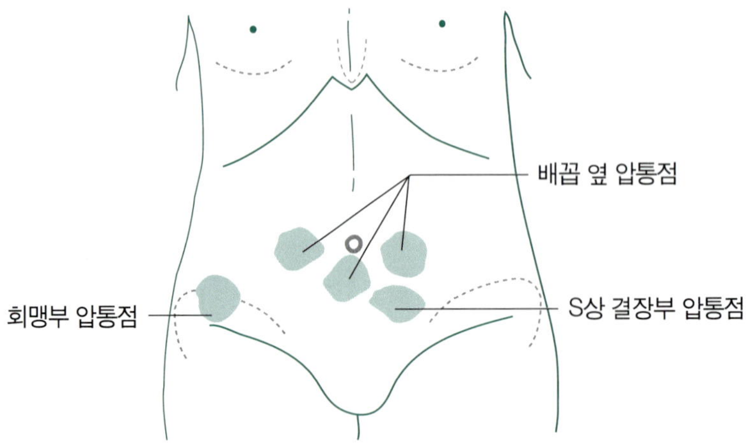

〈그림 28〉 어혈의 복증(테라사와 카츠토시, 기타: 「어혈증의 해석과 진단기준의 제창」에서 인용)

〈표 13〉 **혈의 이상을 치료하기 위하여 사용되는 한약 · 방제**

혈허약	대표한약: 숙지황 작약 당귀 아교 산조인 천궁 대표방제: 사물탕‥숙지황 작약 당귀 천궁
혈허 기허 兩者合併藥	대표방제: 십전대보탕‥사물탕 인삼양영탕‥숙지황 작약 당귀
어혈약	대표방제: 당귀작약산‥수체 합병 가미소요산‥수체 기역 합병 계지복령환‥기역 합병 도핵승기탕‥기역 변비 합병

4) 수(Water)

수체증(Water Retention Pattern/Syndrome)
음허증(Yin Deficiency Pattern/Syndrome)

(1) 한방의학에서의 개념

水라는 것은 생체의 물질적인 측면을 지탱하는 투명한 액체(테라사와)로 정의한다.

그리고 진액(Fluid)이라는 것은 한방에서 氣가 체내에서 액화하여 무색의 액체로 된 것을 말한다. 그리고 인체 전체의 액체를 통 털어(『한방용어대사전』) 말하기도 한다.

(2) 키포인트

[水의 특징] 맥관 외를 사용하여 흐르기 때문에 림프관 관련 질환이나 증상을 초래한다. 그리고 하강하는 성질이 있어 부종이나 냉증의 원인이 된다. 水가 머무르면 열을 가지지만, 이것은 氣가 滯한 것이기 때문에 瘀熱을 만든다.

[水의 병리] 수체 = 별칭으로 수독이라 한다. 水가 편재되어 일어난 병태 즉, ①분비이상, ②水의 정체(테라사와)이다.

원인으로서 기 · 혈의 양이 문제되며 이들 순환이 이루어지면 정체되지 않지만, 외란인자(풍 · 한 · 습) 또는 기혈의 이상(기허 · 어혈) 혹은 오장의 이상으로 일어난다고 생각된다. 이것을 이용하여 水의 직접적 개선(驅水藥) 외에 외란인자 또는 기혈의 조정에 의한 간접적 개선 요법을 시행한다.

水의 증상 진단기준(표 14, 테라사와)과 수의 이상 시 사용되는 방제 · 한약을 표 15에 나타낸다.

한 · 방 · 칼 · 럼

血水와 상대성 이론?

「혈 또는 수는 제 각각 기가 액체화 되어 만들어 진 적색의 체액, 그리고 무색의 체액」이라 설명 하였다. 기의 액화라는 것을 의아하게 생각 하겠지만, 옛 선인들은 수증기가(찬 것을 만지면) 물방울로 되는 현상을 알았던 것이다. 게다가 20세기 이후 아인슈타인은 상대성이론에서 $E=mc^2$ 공식으로부터 에너지는 질량과 동등성을 도출해 내었다. 기(에너지)와 혈 · 수(질량이 있는 것)는 바꿀 수 있을 것이다. 약간은 견강부회 격이지만.

[중급자] 중의학에서는 수액대사의 이상으로 생기는 병리산물을 특별히 상정하고 있다. 습(축축한 기) 담(점성이 비교적 짙음) · 음(점성이 묽음)인데, 이들 존재 자체가 병인으로 파악하고 있다. 예를 들어 『金匱要略』(담음해수 병)에는 담음 외에 四飮, 게다가 懸飮 溢飮 支飮에 대해서도 설명하고 있다(표 16). 그러나 이들 개념을 수체로 바꾸어 보더라도 특별한 지장은 없다.

〈표 14〉 **수체 진단기준**

증상	점수	증상	점수
몸이 무겁게 느껴짐	3	오심 구토	3
박동성 두통	4	장음의 항진	3
두중감	3	아침의 경직	7
차멀미를 잘함	5	부종 경향 위부 진수음	15
어지럼증	5	흉수 심낭액 복수	15
기립성 어지럼증	5	제상계	5
묽은 콧물	3	묽은 설사	5
타액분비 과다	3	소변량 감소	7
포말상의 객담	4	다뇨	5

[판정기준] 함계 13점 이상이면 수체라고 한다.

주 1) 배꼽 주위를 가볍게 눌러 촉지하는 복부 대동맥 박동항진

(테라사와 가츠토시: 『증례로 배우는 화한진료학』, 『의학서원』에서 인용)

〈표 15〉 **수체에 사용되는 한약 · 방제**

수체약	대표한약: 백출 창출 복령 저령 택사 반하 황기 오수유 의이인 방기 방풍 마황 부자 목통 차전자 인진호 활석 사간 대표방제: 오령산‥창출(백출) 복령 저령 택사

〈표 16〉 「수」의 작용

[자윤과 영양을 주는 작용] 담음(광의): 인체에서 일어나는 수음병의 총칭(懸飮 溢飮 支飮 留飮 伏飮 등) 담음(협의): 四飮중 하나. 痰飮(위장에 정체된 병증 胃內停水) 懸飮(물을 마신 후 물이 脇下에 있거나 기침을 할 때 당기는 통증 흉막염 등) 溢飮(사지부종) 支飮(호흡곤란 폐수종 등의 증상 심한 기침과 호흡 곤란으로 옆으로 돌아 누울 수 없는 증상 심부전 등)

(3) 수의 부족(진액부족)

傷津(Damage to Fluid)과 음허(Yin Deficiency)로 나누어진다. 병리로서는 水 (진액)가 부족한 병태이며, 중증화하면 脫液으로 된다.

두 가지 병상을 정리하면 다음과 같다.

[경증] 傷津 = 진액의 일시적 소모. 또는 자윤작용의 감약. 인후부 마름, 거칠거나 보습이 부족한 피부 등의 증상이 나타난다.

[중증] 음허=만성질환이나 외감열병의 후기.

허열증(Deficiency Heat Pattern/Syndrome) · 음허양항증(Pattern/syndrome of Yin Deficiency with Yang Hyperactivity)에 대하여 설명하고자 한다.

만성질환 등에서는 傷津이 지속적으로 진행하면 陰虛상태로 된다. 양기도 전체량에서 대부분 줄어든다. 그러나 상대적으로 양기가 水 (음액)의 양과 비교하여 많아지려고 한다. 그러므로 氣가 적은데도 불구하고 열상을 띠게 된다. 이것은 양기과잉으로 인한 열상(실열)에 대하여 허열(陰虛陽亢)이라 한다(그림 29).

[水부족 증상] 목은 마르지만, 물은 마시고 싶지 않다. 설질은 紅絳 · 건조, 舌瘦, 舌苔光剝. 맥은 細數. 그리고 열증은 강하여 화끈거림이 있고, 도한이 있으며, 몸은 무겁다. 잠 잘 때 얼굴이나 손 발바닥이 화끈거린다. 변비 기미 또는 변이 건조하여 토끼 똥 같아 나오지 않는다. 야위며 눈이 건조하다.

수의 이상 때 사용되는 방제 · 한약은 표 17에 나타낸다.

〈표 17〉 음허에 사용되는 한약 · 방제

대표한약: 맥문동 백합 생지황 천문동 여정자 구판 구갑(허열을 동반할 때 지모 황백 목단피 황련 등)	
[보음약]	—대표방제: 육미환‥지황, 생맥산‥맥문동 온경탕‥지황(사물탕가감) —기타 자윤작용이 있는 처방: 맥문동탕 자음강화탕 자음지보탕 기타 보혈약

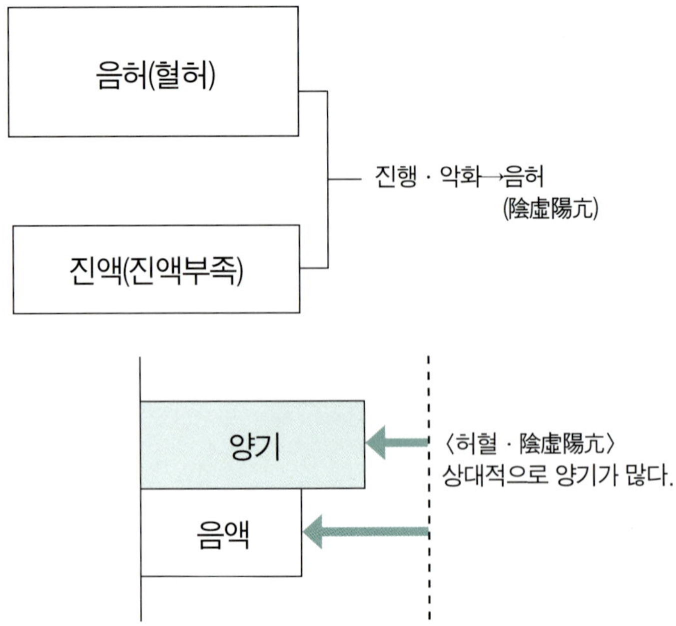

〈그림 29〉 **傷津과 陰虛**

(4) 관련사항

기혈양허증((Pattern/Syndrome of Dual Deficiency of Qi and Blood). 기허 · 혈허 모두 존재하며, 대부분 음허 · 허열이 주 증상으로 되지 않는다. 대표처방은 십전대보탕.

***글자 어원**

氣(形聲): 气 + 米로, 米에서 위로 올라가는 상승기류를 뜻한다. 雲氣 · 수증기(『新漢語林』)

血(象形): 生贄의 血을 그릇에 담은 모양(『新漢語林』)

水(象形): 흘러가는 물의 형상(『新漢語林』)

津(會意兼形聲): 水 + 聿(손으로 뚜껑을 쥐고 물기가 드리워진 모양)로서 물이 적어 달랑달랑 매달린 것을 나타낸다-〉潤하게 한다, 촉촉한 열은 여울(『漢字源』).

한 · 방 · 칼 · 럼

쇼크 상태에 대한 한방의 대응

서양의학에서는 혈압 90㎜Hg이하를 쇼크라고 한다. 자각증상으로서는 의식장애 안면창백 빈맥 구갈 식은 땀 등의 증상이 나온다.

분류로서는 ①심장성 쇼크, ②출혈성 쇼크, ③혈관운동성 쇼크, ④패혈성 쇼크 등으로 나누어진다. 병태를 생각하면 혈압은 다음 공식으로 정의된다.

혈 압 = 말초혈관저항 × 심박출량

말초혈관저항은 ③의 혈관운동성 쇼크, 또는 ④패혈성 쇼크 등과 같이 혈관확장을 위하여 감소하게 되면 떨어진다. 심박출량은 순환혈액량(수분량)이 있으면 수축력에 비례한다(Starling 법칙). 순환혈액량(수분량)이 없으면 수축력과 무관하게 된다. 한방에서는 말초혈관저항이 유지되고 있는 쇼크를 다루려고 하지만, ①심장성 쇼크 때와 같이 수축력의 저하기 있으면 예를 들어 사역탕(회양 목적) 목방기탕(강심작용)을 사용한다. 그러나 ②출혈성 쇼크 등의 순환혈액량(수분량)의 저하, 즉 음허가 존재하면 생맥산(인삼 오미자 맥문동)을 사용하면 좋다.

실제 중국의 어느 병원을 견학 갔을 때 「쇼크 때는 생맥산의 점적이 유효하다」고, 안내 해준 한방 순환기 전문의가 말해주었다(물론 일본에서는 경구 투여뿐이지만). 그의 말을 빌리면 카테콜라민 점적보다 더 효과적이라는 것이다.

물론 쇼크 종류나 사용량에 따라 달라지므로 그 진위는 알 길이 없다. 그 때 손에 쥔 점적제제용 앰플에는 미량의 미세 부유물 또는 침전물이 있었듯 하다. 점적 때에는 필터가 있는 점적라인을 사용한다는 것이다. 이 생맥산을 베이스로 한 한방약에 청서익기탕이 있다. 간단하게 말하면 여름 더위 먹고 탈수증상이 있을 때 사용하는 처방이다. 엑기스제제도 있기 때문에 사용하기 간편하다.

한 · 방 · 칼 · 럼

기 · 혈 · 수에 관한 테스트

[Q 1] 다음 氣의 이상 가운데, 기허 기체 기역은 어느 증상일까요?
① 몸이 무거우며 기력이 없고, 피로하기 쉽다. 밥맛이 없으며 감기를 잘 걸린다. 목소리에 힘이 없다
② 억울 경향, 머리가 무겁다. 목에 뭔가 걸린 듯 한 느낌, 복부의 팽만감. 가스가 많다. 트림이 많다.
③ 냉증의 상기, 안면홍조, 발작성 빈맥, 하지가 차다.

[Q 2] 혈 · 수의 증상은 각각 어느 것입니까?
몸이 무겁다, 차멀미를 잘 한다, 일어설 때 어지럽다, 눈 밑에 다크서클이 있다. 얼굴에 기미, 혀가 암적색, 손바닥이 붉다, 치질이 있다. 멍이 잘 든다, 어지러움, 과다한 침.

[Q 3] 다음 증례에서 기 · 혈 · 수에 각각 관련 있는 증상 · 증후는 어느 것입니까? 그리고 이상이면 어떠한 병태입니까?

〈증 례 1〉
- **환자** : 62세 여성
- **주 증상** : 두통
- **병력** : 15세부터 월경과 관계없이 두통이 있었다. 40세부터 NSAID를 1일 1~2회 복용. 덥다가도 추위를 느낀다. 자한 경향, 특히 머리 위로 땀이 많다. 구갈 있다.
- **과거력** : 19세 때 충수염 수술, 31세 때 담낭의 담석, 49세 때 자궁근종. 키 149cm 몸무게 54kg, 혈압 124/78mmHg.
- **설진** : 치흔 중간정도 건습 백태
- **맥진** : 복력 3/5, 양측 제방 및 제하에 중간정도 저항 · 압통
  그리고 하지에 뚜렷한 냉증은 없지만, 부종 경향.

---

*기 · 혈 · 수에 관한 테스트/해답
Q 1:기의 항목 참고
Q 2:혈 · 수의 항목 참고
Q 3:기=더워하기도 하고 추워하기도 하고(기역), 자한 경향에서 특히 목 위로 땀이 많다(기역)
혈=충수절제(어혈) 자궁근종의 과거력(어혈) 양측 제방 및 제하에 중간정도 저항 · 압통(어혈)
수=구갈(수의 이상) 설진의 치흔(수체) 부종경향(수체)

4. 오행학설(오행론)과 五臟

오행론(Five Phase Theory)
오장(Five Viscera)
臟象학설(Visceral Manifestation Theory)
장부(Viscera and Bowels)
목(Wood) · 화(Fire) · 토(Earth) · 금(Metal) · 수(Water)

1) 시작하면서

음양설과 함께 오행설은 고대 중국의 자연철학이다. 이 두 학설은 자주 음양오행설로서 합하여 사용 된다(이 두 학설을 응용하면 우수와 기수가 나타나고, 이들 가감으로 모든 수가 만들어진다). 고대 사람들이 자연계의 생명 윤회에 법칙을 찾으려고 하였는데, 이들 다섯 가지 요소(목 · 화 · 토 · 금 · 수)로 설명하려고 시도한 사고였다(그림 30). 이 학설에서 중요한 점은 성질이 완전 다른 다섯 요소의 제각각에 비슷한 사물을 모은 것이다(속성:표 18). 나아가 제각각의 요소는 서로 관련을 가지고 이어지고 있다는 사실(상생관계), 피드백된 억제계(상승관계)가 있다고 말하는 세 관련성이 이 오행설에서 주목하여야 될 일이다(그림 31).

즉, 가능한 작은 단위로 자연현상을 분류할 뿐 만 아니라 제각각이 양성과 음성의 관련 · 분류로 관계가 있다는 것으로 한다. 오행설 성립 역사를 보면 방위는 네 방향에 중앙을 넣어 다섯 가지로 하였으며, 계절도 사계절에 토용을 넣어 다섯 요소로 한 것이다. 어떻게 하여 다섯 요소로 되었는가는 무수한 시행착오의 결과라고 추측된다.

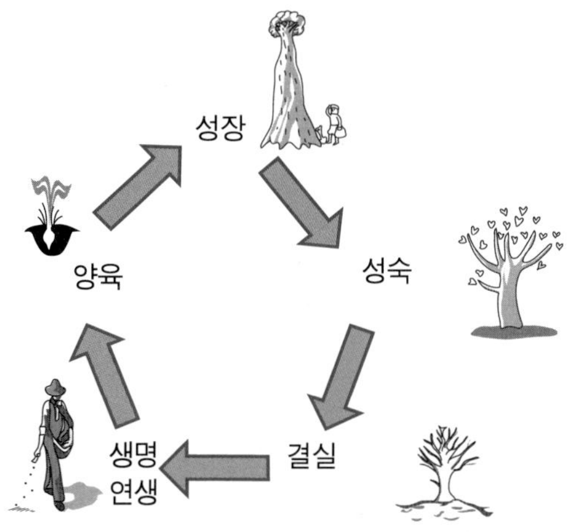

〈그림 30〉 오행학설과 생명의 윤회

〈표 18〉 **오행론과 속성**

오행	목	화	토	금	수	출전『素門』
오계	봄	여름	土用	가을	겨울	『金匱眞言論』
오장	간	심	비	폐	신	『陰陽応象大論』
오부	담	소장	위	대장	방광	『五臟別論』
오색	청	적	황	백	흑	『金匱眞言論』『陰陽応象大論』
오미	신맛	쓴맛	단맛	매운맛	짠맛	『金匱眞言論』『陰陽応象大論』

(根本幸夫 · 根井養智: 陰陽五行說에서 인용)

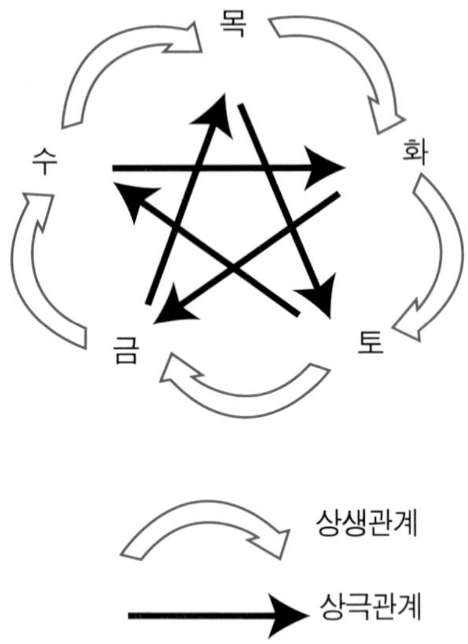

〈그림 31〉 **상생 · 상극관계**

2) 오장론

오행설을 의학에 적용한 것이 중의학에서 기본개념의 하나인「오장론」이다. 경험적으로는 실제 임상에서도 이 사고로 설명할 수 있는 것이 많고, 또한 치료에 대부분 도움이 된다. 이 때문에 證을 도출해 낼 때 하나의 근거로 되고 있다. 그러나 적응에 한계도 있기 때문에 이 이론을 운용할 때는 고방가의 사고방식과 같이 고집하지 않는 것이 좋다고 생각한다. 오장의 필요성은 약방명이나 약방구성의 의미를 알기 위해서, 그리고 한방에서의 장부 의미를 대충이라도 이해하기 위해서 알아 두어야 한다.

장부 역할은 표 19에 정리하였다. 장부는 표리를 이루는데, 부는 표, 장은 리로 분류된다. 그리고 각각 장부는 음과 양의 양면 기능을 가지고 있다. 예를 들면서 약간이나마 설명을 하고자 한다.

예를 들면 腎의 기능에는 음의 작용인「腎水」와 양의 작용인「命門火」가 존재한다. 수와 화의 밸런스가 갖춰진 상태를 건강이라 하고, 어느 한쪽이 감소하면 병적증상이 나타난다고 생각하고 있다. 예로서 水가 감소하면 상대적으로 火의 작용이 강해지고, 이어서 수족의 화끈거림 구갈 불면 변비 증상이 나타난다. 이 상태는 수(음액)가 부족하여 있기 때문에「腎陰虛」라고 한다. 역으로 火(양기)가 약해지고, 水의 작용이 강하면 냉증이 表에 나타난다. 이 상태를「腎陽虛」라고 한다. 이보다 더 자세한 병리가 존재하지만, 좀 더 깊이 공부하고자 하는 분들은 중의학의 문헌이 참고 될 것이다.

〈표 19〉 **장부의 기능**

장부	기능	병증
[간]	모려와 정명을 다스림 (사유를 지배함) 근육과 운동을 다스림 華는 爪 혈을 저장함 눈에 개규함	상열하한, 두통, 頸部(膽經)의 결림. 코피, 불안, 각종 근육통, 간이 나빠지면 근육이 당김. 저녁이 되면 증상이 악화됨. 양협하가 아프며, 하복부까지 당김. 화를 잘냄. 두통. 귀밑 부종
[담]	담즙을 저장 · 배설 정신작용(정지활동: 결단력을 주도)	
[심]	神志를 다스림. (정신 · 의식 · 사고활동) 혈맥과 땀을 다스림. 舌에 개규	흉협부에 증상이 나타남. 발한이상. 여름에도 몸이 냉함. 저혈압. 정신적인 이상. 또는 불면 다몽, 건망 등을 초래함.
[소장]	분별청탁 (흡수와 배설)	
[비]	운화를 다스림. 소화흡수 영양물 수송, 통혈(혈액이 혈관 밖으로 새지 않도록 유지시킴) 근육을 다스림 (근육을 발달시킴) ㅁ에 개규	소화흡수저하, 기생성에 지장, 원기가 없어지고 근육이 위축. 출혈이 잘 일어남.
[위]	위와 소장의 소화기능	
[폐]	기를 다스림(호흡작용) 수도를 조절함(체액조절) 피모를 다스림(위기를 근육과 피부에 보내고 저항력을 강화함)	호흡에 관한 증상과 피부에 관한 증상이 일어남.
[대장]	대변을 밑으로 내보내어 배설시킴.	
[신]	생육과 생식에 기본 물질인 정을 저장함. 골을 다스리며 髓를 생성시키며, 납기를 다스림(폐의 흡기를 도움) 髓를 다스림 命門의 火를 다스림(腎陽을 말하며 온비하여 소화를 도움) 耳에 개규함.	腎 그 자체는 전체가 冷함 신의 정기가 부족하면 입이 마르고 허리 아래 힘이 빠짐. 水가 많아지면 허리 이하가 차가워짐.
[방광]	소변의 저장과 배설	

5. 四診(Four Examination)

사진은 한방 진찰법의 총칭으로 望診 聞診 問診 切診이다. 중요도로 본다면 환자의 호소증상인 問診이 가장 중요하다. 왜냐하면 말을 듣는 것만으로도 진단이 가능하기 때문이다. 그러나 환자의 호소증상은 본인이더라도 한방의 진단적 의미에서 중요한가, 아닌가는 다른 문제이다. 항상 이 점에 주의할 필요가 있다. 실제 어느 증상을 채용할 것인가로 진단(증)이 달라지는 경우가 있기 때문이다.

한방 진찰에서는 질병의 원인 · 상태 파악만으로는 불충분하며, 약의 진단(증) 결정이 목표라는 사실을 잊어서는 안 된다.

그리고 이 점은 후지히라 켄, 오구라 시게나리의 『한방개론』 진단 항목에 상세하게 나와 있으므로 참고하여 주길 바란다.

1) 망진(Inspection)

시각으로의 정보수집이다. 망진은 환자가 진찰실에 들어오면서 시작한다. 경험적으로 첫인상이 가장 중요하다. 이때의 활기 유무와 표정 등의 정신상태, 동작 · 보행이나 자세, 얼굴이나 피부의 색깔, 인사방법, 목소리의 힘 등이다. 재진 때 잊지 않도록 메모하여 두면 좋다. 의자에 앉고 나서 야윔이나 비만 등의 체형, 자세하게는 두발 안색 피부 손톱 입술 치아배열 혀 등을 보고서 종합적으로 판단하는 것이 망진이다. 설질도 여기에 들어가는데, 특히 裏(소화관) 상태를 보는 진찰법으로서 중요한 의의를 가지고 있다.

2) 聞診(Listening and Smelling Examination)

말이 아니라, 음성이나 냄새에 대한 정보이다. 청각 · 후각으로 관찰하는 것이다. 구체적으로 보면 약한 음성, 톤이 높은 음성, 갈라지는 음성, 혹은 울리는 음성이 있다. 청진기를 통한 청진소견 등도 여기에 속한다. 그리고 대변이나 소변이라는 배설물의 냄새가 중요하게 다루어진다. 양증(열증이 주체)에서는 변의 냄새가 강하고, 색이 짙거나 검다. 역으로 음증의 변은 냄새가 적고, 색도 짙지 않다. 소변도 마찬가지로 양증(열증)에서는 비교적 양이 적고, 농축뇨로 냄새가 진하다. 반면 음증(한증)에서는 옅은 색의 소변이 다량 나오며, 냄새가 적은 경향이다.

3) 問診(Inquiry)

이번에는 문진으로서 의사와 환자의 문답으로 진찰하는 방법이다. 서양의학과 마찬가지로 환자의 말하는 것을 기록하는 것이 좋다. 서양의학에서는 특정질환이외에는 그다지 묻지 않지만, 한방에서는 다음 항목들을 자주 문진하게 된다. 구갈 땀 유무(자한 · 무한) 소변상태(백뇨 · 무뇨) 냉증유무(장소 · 시간과의 관계) 증상이 찰 때와 따뜻할 때의 변화(寒과 熱의 관계). 날씨에서 변화하는가(수체와의 관계), 월경주기와 생리통과의 관계 등이다.

4) 절진(Palpation)

절진이라는 것은 접촉하여 진찰하는 것을 의미하며, 맥진과 복진이 주체이다. 맥진은 여러 유파 · 방법이 있지만, 테라사와 선생의 방법이 기본이고, 처음 대할 때는 이해하기 쉽다. 자신의 맥을 잡는데 익숙해지거나 또는 많은 환자를 진찰하고 있으면 기본은 이해하게 된다. 이 때문에 좋은 스승에게 배우는 것이 필요하게 된다.

복진은 맥진에 비하여 알기 쉽다. 가능하면 이해하여 둘 필요가 있는 복진을 그림 32, 표 20에 정리하여 둔다. 보다 자세한 것은 문헌을 참고하여 주길 바란다.

- 腹力(5단계)
- 心下痞硬 (①)
- 胸脇苦滿 (우>좌 ②)
- 振水音 (③)
- 心下悸 · 臍上下悸 (④)
- 腹直筋緊張 (⑤)
- 臍旁壓通點 (⑥)
- 少腹腫痞 (⑦)
- 小腹急結 (⑦)
- 小腹不仁 (⑧)

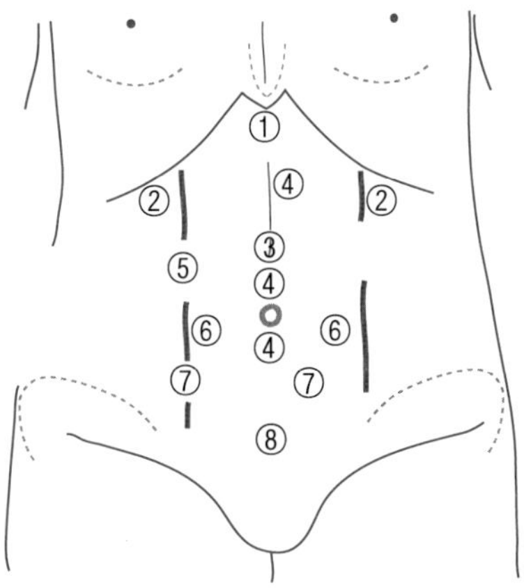

〈그림 32〉 복진과 진찰부위

5) 四診에 整合性이 없을 때의 대응

문진에서는 환자의 주 증상을 중시하지만, 치료에서는 반드시 환자의 증상 치료가 우선되어야 한다는 것은 아니다. 그리고 맥진 · 설진 · 복진에서 정합성이 없는 경우도 있다. 즉, 이들 관계가 어긋나는 경우도 있을 수 있다. 이 경우, 이들 진찰법 사이에 「시간적 특징」이 있다는 사실을 유념해 둘 필요가 있다. 이에 관하여 표 21에 정리한다. 즉, 급성병에서는 맥진이 병상을 반영하기 쉬우며, 만성병에서는 복진의 변화가 적어 최근 환자의 평균 상태를 알 수 있다. 이것은 당뇨병 검사로 말하면 맥진은 수시 혈당 체크이고, 복진은 HbA1c같다고 할 수 있다.

그리고 설진은 전체 상태에 더하여 앞서 말한바와 같이 비위(상부소화관) 상태를 특히 반영하고 있다는 점을 이해하여 둔다.

〈표 21〉 **맥 · 설 · 복진과 시간적 특징**

[맥진] = 초~분 단위로 변화한다
[설진] = 일 ~ 주 단위로 변화한다
[복진] = (일) 주 ~ 월 단위로 변화한다

[아키바의 한방 진단계]

아키바 테츠오는 진단계로서 8가지 체계로 한방약이 결정된다고 제창한다. 표 22는 이 진단계를 바탕으로 필자 나름대로 생각하여 한방 학습난이도순으로 재구성한 것이다. 선 구획은 제각각 난이도 단계를 나타내고 있다. 1은 주로 서양의학적 병명으로 결정되는 경우. 이것만으로도 가벼운 질병이라면 3~5할의 유효성은 가진다는 인상이다. 그러나 이것만으로 진단이 어려울 때는 새로운 진찰을 더하여 진단을 내리는 경우다. 2~4의 「고방적」인 항목 진단으로 증을 결정하여 처방을 내리는 것이다. 더 나아가 특수한 사용법을 포함한 선인의 경험을 학습(5, 6)하면 보다 적확하게 약을 사용할 수 있다. 그리고 5, 6 단계는 1~4단계와 나란히 하여 학습할 수 있으므로 반드시 활용하여 주길 바란다. 마지막으로 7, 8 및 현대 중의학(9)도 포함하는 한방이론의 집대성을 응용한 운용이다.

즉, 단계마다 처방이 다른 것도 있는 반면, 같은 것도 있다. 각 단계에서의 처방 결정 우열을 보면 하위 번호에서의 결정약방이 반드시 뛰어나다고는 못한다. 각자의 한방진단능력이 올라가면 만성에서 복잡한 병태 환자인 경우, 몇 가지 처방이 결정되기도 한다. 이와 같은 경우, 대부분 약방에 우선순위가 매겨져 있는 것은 아니다. 우선 어디 하나를 시험하고, 그 반응으로 다음 번 처방 운용을 결정하게 된다.

〈표 22〉 한방진단계의 체계

1. 병명으로 운용
2. 증을 고려(맥 · 설 · 복증) 3. 기 · 혈 · 수의 이상 4. 육병위에 맞춘다
5. 출전의 조문 6. 후세의 경험 = 구결
7. 본초적인 지식으로 운용 8. 음양오행설로 운용
[附] 9. 현대중의학으로 운용(필자 안)

(아키바 테츠오: 『진단계개설』에서 인용 · 수정)

6) 證의 결정

證이라는 것은 환자가 나타내고 있는 상태의 총칭이며, 한방약을 처방하는데 필요한 근거로 된다. 서양의학에서는 원칙적으로 병명이 일단 결정되면 변하지 않기 때문에 병명에 따른 치료를 하게 된다.

한편, 한방에서는 병명을 결정할 뿐 만 아니라, 환자가 이 시점에서 가지고 있는 상태 · 병인을 분석하여 한방적 표현으로 나타내는 것(證)을 결정하여야 한다. 證이라는 것은 한방약의 처방명으로 나타내어(예:소시호탕증), 그 결과가 유효하다는 질병을 뜻하기도 한다. 이 때문에 證이라는 것은 진단이고, 결과적으로는 치료방침으로 되는 이유이다. 이것이 「方證相對」라는 것이다. 이 검토과정에서 지금까지 설명한 환자의 정보가 응용된다. 즉,

i .자각증상(주 증상)

ii.望 · 聞 · 問(의사가 수집한 정보) · 切~視診, 맥진, 설진, 복진을 응용한다.

iii.위 사항을 종합적으로 분석하여 證을 결정한다. 이때 해석되는데 사용되는 기본개념(팔강 · 육병위 · 기혈수 · 오장 등)으로 證이 다르게 되며, 처방이 복수로 결정되는 일도 있다(그림 33). 그러면 이것을 증례형식으로 나타내 본다.

[증례] 주 증상: 1일 전부터 두통 발열(자각증상) 오한 목이 뒷목이 아프다. 보통 때는 건강 체질.

진찰:시진에서 얼굴이 붉다(열 때문에). 땀은 나지 않는다(몸을 만져보아도 까칠까칠하다). 맥진에서는 맥이 浮하여 있고, 빈맥이다. 설진과 복진에서 특히 문제는 없다.

진단:급성병이기 때문에 육병위 사고를 응용한다. 보통 건강한 사람이 감기를 하루 전에 걸렸기 때문에 양증, 그것도 태양병기라고 생각되었다. 맥도 浮하여 있기 때문에 모순되지 않는다. 땀이 없기 때문에 실증으로 생각하고, 게다가 뒷목이 결려있기 때문에 갈근탕증이라고 한방적 진단을 내렸다. 그렇다면 이 환자의 證은 갈근탕증이고, 갈근탕을 투여하면 낫는다고 생각하는 까닭이 된다.

이 과정의 결과를 「방증상대」라고 한다. 만약 이 사람이 며칠 지나더라도 갈근탕으로 낫지 않고, 증

상도 입이 쓰고, 열이 왔다 갔다 하는 형태를 띠며, 심와부 주변이 막힌 듯 하면 소시호탕증으로 證을 바꾼다. 이런 과정을 되풀이 한다.

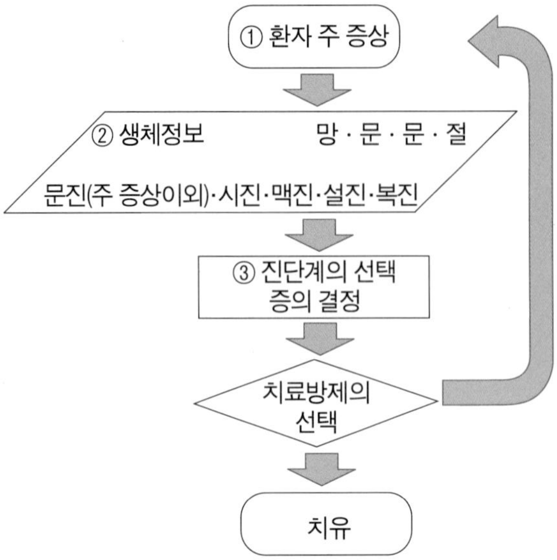

〈그림 33〉 **진단의 흐름과 증의 결정**

7) 한방약 운용법이 필요한 이유

한방약은 양약에 비하여 약리학적 효과는 비교적 약하다. 이 때문에 운용법을 강구함으로써 약간이라도 치료효과를 올릴 수 있다는 것, 아울러 유해사상을 줄일 수 있게 된다. 그러므로 여기에 方證相對로 證을 결정하고, 약 처방을 결정하는 이유가 있다. 다음에 證의 필요 이유에 대하여 상세하게 설명하고자 한다.

(1) 치료효과를 올리는 목적

증의 개념을 사용하여 환자군 가운데 효과가 잘 나타나기 쉬운 환자, 즉 반응을 살핀다. 효과가 나타나기 어려운 환자(비 반응군)를 구분함으로써 효과를 가능한 내려고 함이다. 한방약은 천연생약을 그대로 사용하기 때문에 g단위로 사용한다. 여기에 비하여 양약은 단리약물로서 mg단위이다. 단순하게 말하면 1000배 효력이 다른 약제라는 사실에서도 알 수 있듯이, 반응을 알아낸다는 것은 유용하다.

(2) 유해사상의 회피

한방약은 양약에 비하여 약리효과가 적은 만큼, 부작용 비율도 적다. 그러나 적다고 하더라도 존재하기 때문에 유해사상을 일으킨 경험이 축적되어 제외 진단이 확립된다. 이와 같은 방법론이 쌓여 證의 성립에 관계한다고 생각된다.

6. 한방약의 치료원칙

일본 한방에서는 證을 사용한 치료법(隨證치료 · 方證相對)을 응용하여 치료를 행하기 때문에 證의 결정 = 치료법(약방)이 결정된다. 이 때문에 방증상대는 원인을 불문한다. 이것은 있는 그대로를 인지하고, 그 결과로 證을 세우며, 환자와 약방 간 쌍방의 證(음양 · 허실)이 합해지면 한방약은 유효해진다.

예를 들어 진단 결과, 갈근탕증으로 된 경우, 갈근탕이 틀림없이 효과가 나타나야 한다는 의미이다. 갈근탕을 복용함으로써 치유되면 이 가설은 증명되는 것이다(만약 치료되지 않는 경우라면 진단이 잘못 된 것으로, 재차 증을 수정하여야 한다). 중의학에서는 한방약을 결정하는 과정을 「변증논치」라고 하는데, 환자의 진찰 후에 중의학적 병인을 생각함으로써 중의학 약방이 결정된다. 경험적으로는 환자의 약방이 결과적으로 『상한론』의 약 등 기본약이라면 일본한방이든 중의학이든 거의 같은 처방으로 된다. 처방을 결정하는 프로세스가 다를 뿐이지 결론적으로 같다는 얘기이다.

1) 한방 약방에는 음양허실이 있다

질병에 있어서는 그 시점에서 허실이 있고, 게다가 표리 · 한열을 포함한 최종 결론으로서 음양이 결정된다.

테라사와가 사용한 2차원 좌표축(그림 34)에서 나타내었듯이, 그 시점에서 환자의 증 위치가 양실증이라면 그림 가운데의 ○, 음허증이라면 ●로 된다. 좌표 중앙의 위치가 음양 · 허실의 과부족이 없는 「중용」상태라면 환자의 상태를 그 방향으로 이동시키는 것이 바로 한방약이 된다. 그림 35는 감기

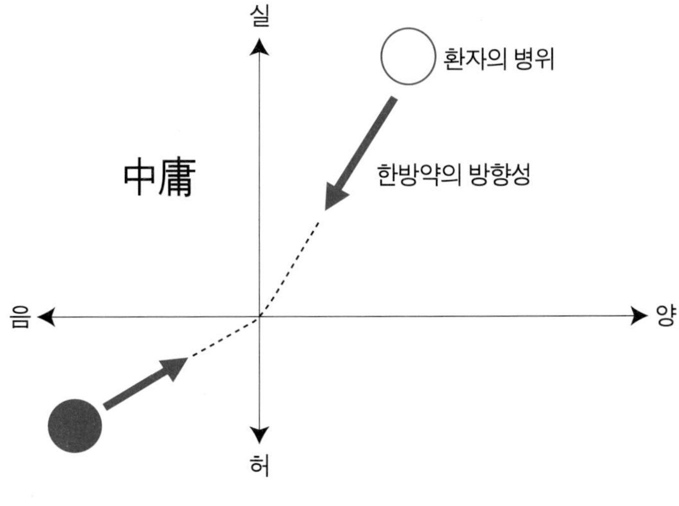

〈그림 34〉 2차원의 좌표축

에 사용되는 한방약군을 나타내고 있다. 예를 들어 대청룡탕 마황탕 갈근탕이라면 질병이 陽이면서 實한 쪽에 있을 때, 따뜻하게 하여 땀을 내게 함으로써 「중용」으로 나아가게 하는 방향성을 가진 작용을 가지게 된다. 마찬가지로 계지탕은 양이면서 허한 질병을 「중용」으로 나아가게 한다. 질병(○ · ●)과 한방약을 결합한 그림 36과 같이 질병의 위치와 한방약의 위치를 맞추는 것이 방증상대로 된다. 화살표 방향으로 질병을 움직이게 하면 낫게 하는 방향으로 접근되며, 치유 방향으로 이동하게 되는 이유가 된다.

즉, 이와 같이 한방의 약방마다 음양허실(이것은 어디까지나 질병 측에서 본 상태의 표현이다)의 위치와 벡터의 크기(약효의 정도)가 있게 되는 것이다.

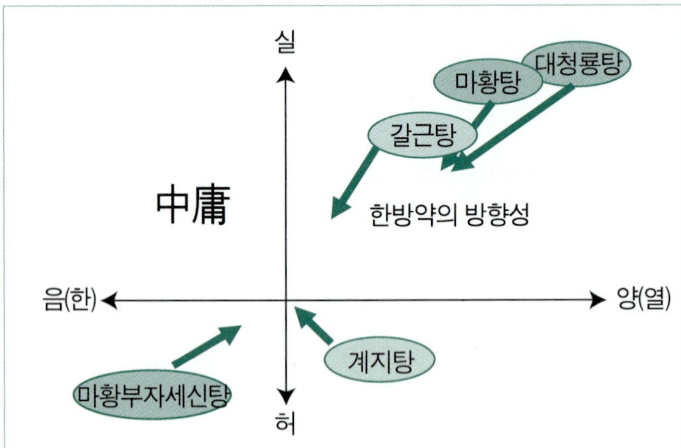

〈그림 35〉 감기의 2차원 좌표축

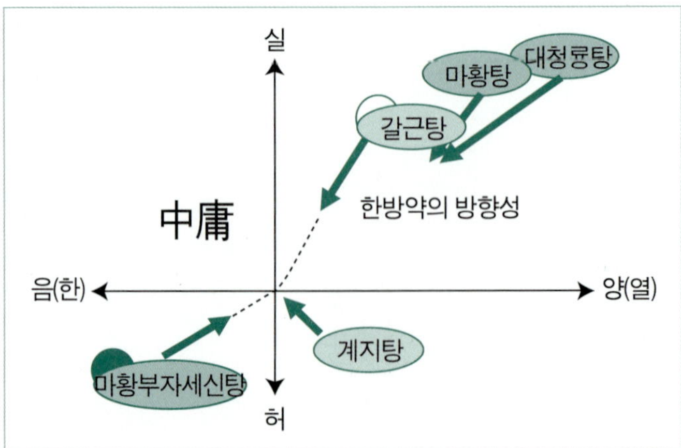

〈그림 36〉 질병(감기)과 한방약을 중복시킨 좌표축

2) 치료원칙과 분류

한방약을 어떻게 운용할 것인가는 몇 가지 원칙이나 분류가 있는데, 이를 해설하고자 한다.

(1) 「本治」와 「標治」

질병의 본질적 병인을 「本」이라 하며, 이 근본치료를 「本治」라고 한다. 그리고 「本」과 직접 관련되지 않고 나타난 증상을 「標」라 하며, 이 대증요법을 「標治」라 한다. 치료 순서는 원칙적으로 항상 「本治」이지만, 급성병이라면 「標」를 우선 치료한 다음, 「本」을 치료하는 경우도 있다.

(2) 「正治」와 「反治」

「正治」라는 것은 환자의 證에 대하여 일반적인 정석대로 치료법을 구사하는 것을 말한다. 반면에 「反治」라는 것은 나타난 證은 위장된 것으로 간주하여 정석과 반대 작용을 가진 약방을 사용하여 치료하는 방법이다.

즉 「正治」라는 것은 寒症(≒음증)이라면 熱藥을 사용하고, 열증(≒양증, 단 태양병은 제외)이라면 寒藥을 사용한다. 마찬가지로 실증이라면 瀉劑를 사용하고, 허증이라면 補劑를 사용한다. 한편, 「反治」라는 것은 어떤 질병이 寒證을 나타낸다 하더라도 이 寒證은 가짜의 像으로 포착하고, 질병의 본질은 熱로 판단하여 寒藥을 투여하게 된다. 예를 들어 백호탕의 「열궐」(열이 너무 지나친 나머지 오히려 수족은 차게 되는 상태)이 해당한다. 그리고 이와 반대로 열증이 나타나고 있지만, 본질이 한증일 때도 있다. 궐음병의 眞寒假熱이나 허열인 경우 등이다.

(3) 8법

기본적 치료법 분류이다. 汗・吐・下・和・溫・淸・消・補法을 말한다. 그 의미를 살펴보면 다음과 같다. 그리고 『상한론』에는 ⑧의 보법은 확실하게 나와 있지 않는 방법이다.

각각 대응하는 약방은 관련문헌을 참고하길 바란다.

① 汗法: 표증에 사용하는 치료법으로 발한으로 병사를 배제시키는 방법이다.
② 吐法: 병사가 상초에 있을 때 토하게 하는 방법이다(현재는 거의 보고가 없다).
③ 下法: 대변을 통하게 하여 병사를 배제시키는 방법이다.
④ 和法: 병사가 반표반리에 있을 때, 조화시켜 풀어버리는 방법이다.
⑤ 溫法: 한증일 때, 따뜻하게 하여 양기를 보하는 방법이다.
⑥ 淸法: 열증일 때, 寒凉한 약물로 열(裏熱)을 제거하는 방법이다.
⑦ 消法: 氣・血・痰・食 등 정체물을 날려버리는 방법이다.
⑧ 補法: 기혈부족을 도우는 방법이다.

(4) 六病位에서의 치료원칙

급성질환의 치료법을 기재한 『상한론』은 질병의 흐름을 중시하면서 육병위에서의 치료방법을 서술하고 있다.

그러나, 『상한론』이 성립된 시대(또는 그 서술내용)에는 기허의 개념이 확립되지 않았기 때문에 오구라 시게나리는 『상한론』의 치료원칙과는 다른 치료방법이 필요하다고 느끼게 되었다. 그래서 그는 「潛證」(통상적인 치료원칙에서 반응하지 않아, 음허증 치료를 우선하게 만드는 증)의 치료원칙을 설명하고 있다.

ⅰ. 회복력이 있을 때(정기의 가벼운 허탈)

육병위(태양병 소양병 양명병 소음병 태음병 궐음병)에서 설명하였지만, 각각의 證에 맞춘 치료를 우선 행한다. 나아가 두 병위가 겹쳐지면 다음 원칙을 따른다.

① 先表後裏(先外後內): 선표후리는 法이다.

表證과 裏證이 함께 있다거나, 반표반리의 소양병인 경우에는 상대적 위치가 表側에 가까운 쪽(외측)과 裏側에 가까운 쪽(내측)의 증이 같이 있을 때 表에 가까운 쪽의 약방부터 사용한다.

② 先急後緩: 선급후완은 權이다.

단, 응급한 경우에는 裏側의 證을 우선시하는 것도 예외로서 인정한다. 이 치료 후에는 證을 재검토하여 ①의 원칙으로 되돌아간다. 예를 들어 감기증상과 심한 설사가 합병하고 있을 때는 우선 裏證의 약방으로 심한 설사를 완화시킨 다음, 表證의 감기 처방으로 투여한다.

ⅱ. 회복력이 극단적으로 적을 때(정기의 극단적인 허탈 · 소모상태:「潛證」)

정기가 극단적으로 허탈된 상태에서 祛邪치료를 위한 瀉法 · 和法으로 지탱할 수 없는 경우가 있다. 이럴 때는 扶正방법을 우선한다. 먼저 정기를 보하여 祛邪 치료에 이겨낼 수 있도록 하는 것이다. 이렇게 한 다음, 육병위의 원칙으로 치료한다.

그리고 장기만성병, 기타 암수술 후, 사고 후 등도 한 단계 낮게 허증으로 바라보는 것이 좋다는 것도 임상에서 경험한다.

예를 들어 교원병 환자가 장기간 스테로이드 치료 후 말기에 접어 든 경우, 소양병증의 어혈로서 치료하였지만, 화복되지 않으면 보제를 사용한 다음 필요에 따라 어혈 처방을 재검토 한다.

3) 한방약제의 제형과 복용법

(1) 제형

효력이 높은 (라고 믿는다) 한약제제에도 여러 종류가 있는데, 제각각 이점 · 결점이 있다. 그리고 1940년 이후 개발된 엑기스제제도 있다.

i. 탕(Decoction[Preparation]);달여서 얻은 액체. 주로 수용성 성분이 추출된다. 그리고 飲子 · 飲은 아주 조심스럽게 복용한다. 이것은 위에 부담이 되는 한약이 들어있다든지, 기분이 좋지 않을 때 복용하는 방법, 처방의 복용방법을 말한다.

ii. 산(Powder Preparation):한약을 잘게 잘라 만든 분말로서 방향성분이 남아 있다.

iii. 환(Pill Preparation):풀, 꿀, 밀랍 등으로 섞어 분말 한약을 둥글게 만든 것이다. 서방제제. 휴대성 · 즉시성 등의 이점이 있다.

iv. 기타 한약제제:膏劑 · 燻劑 등이 있다.

v. 엑기스제제:한약제제와 비교하여 유성 · 휘발성분이 적은 문제점이 있지만, 휴대성 · 간편성이 있다.

(2) 복용법

의료용으로 시판되고 있는 엑기스제제는 거의 식전 내복으로 되어 있다. 이 고전적인 근거는 확정적이지는 않지만, 현대 약리적인 연구까지 포함한 사고를 다음에 소개한다. 그러나 앞으로 분석의 진보로 변하여 가는 것도 생각할 수 있다.

i . 식전투여

배당체 등의 한약은 장내세균이 다른 영양소가 없으면 한약의 배당체를 처리하기 때문에 활성성분을 얻기 쉽다고 생각한다.

그러나 한약 성분 내, 그대로 활성성분으로 되는 한약성분(마황:에페드린, 작약:페오닐프로린, 기타)도 있어 이 방법이 반드시 맞다 고는 할 수 없다. 특히 에페드린은 알칼리성 쪽이 흡수가 좋기 때문에 마황이 들어간 처방을 식후에 내복하는 것이 혈중농도를 높인다는 보고도 있다.

식후 내복이 필요한 경우: 원칙은 식전이지만, 위장이 약하거나 지황 등 위에 부담이 들어간 처방이면 식후복용도 좋다.

ii. 따뜻한 물 · 끓인 물로 복용

한방약은 탕이라는 말에서 알 수 있듯이 따뜻하게 하여 마시는 것이 원칙이다. 특히 태양병에서 오한이 있는 경우, 찬물로 마시면 효과가 대부분 떨어진다는 경험을 한다. 가능한 따뜻한 물에 녹이거나, 일부러 끓인 물로 복용하는 것이 좋다.

예외:출혈 때, 또는 메슥거림이 심할 때는 차게 하여 마시는 것이 대부분 좋다.

(3) 복용량 · 복용횟수

달이는 약에서는 양의 조정이나 복용 지시를 변경할 수 있기 때문에 문제는 없다. 엑기스제는 제약회사에 따라 복용횟수를 2~3회로 하고 있다. 가능한 지시대로 복용하는 것이 좋지만, 일이 바쁘다든지 깜빡 잊어버리는 경우 등에서는 임시로 1일분으로 생각하여 1일분의 횟수를 줄인다거나, 2회분을 1회로 복용하더라도 괜찮다.

예외: 태양병 초기에 오한이 심하고, 땀이 나오지 않을 때는 복용횟수를 늘려 땀이 나올 때까지 복용하고, 땀이 나면 다른 처방으로 변경하는 일이 있다. 예를 들면 마황탕을 2~3시간마다 복용하면서 5회째 땀이 난다면 그 다음은 계지탕으로 바꾼다.

그리고 정해진 시간에 복용하는 경우에도 양을 많이 하여 엑기스제를 내는 경우도 있다. 변비가 잘 생기는 사람으로 불안한 모습을 띠는 병태 등에서 증이 바르고, 필요성이 있다면 엑기스제를 2배의 양으로 처방을 내는 경우도 있다. 그러나 어떠한 경우라도 부작용 감시를 게을리 해서는 안 된다는 것은 말할 필요도 없다.

(4) 한방약의 부작용

부작용 이야기에서 반드시 알아두어야 할 몇 가지 유명한 것들이 있다. 더 자세한 것은 참고문헌을 살펴보길 바란다.

i. 마황은 교감신경계 흥분작용으로 고혈압 · 협심증을 악화시킬 우려가 있다. 특히 고령자에게 주의하여야 한다.

ii. 감초는 고혈압 · 저칼륨혈증 · 부종이 3대 특징으로 일어나는 가성알도스테론증이 있다. 혈압측정, 정기적인 채혈, 체중측정(진찰) 등을 염두에 둔다. 그리고 작약감초탕 등의 감초제제를 막연하게 다량으로 장기 복용시키는 것도 주의할 필요가 있다.

iii. 대황은 과량으로 설사 · 복통이 있지만, 이들은 주작용이기도 하다. 대황이 필요할 때는 설사 등의 증상을 환자에게 잘 설명하는 것이 중요하다.

iv. 부자는 과량으로 중독증상(저림 · 매슥거림 · 부정맥 등)이 일어난다. 소량씩 증량하며, 중독증상 출현에 주의 깊은 관찰이 필요하다.

v. 시호 · 황금 함유제제는 간질성폐렴을 일으킨다는 보고가 있다. 어느 정도의 확률로 일어나기 때문에 재진 시에는 노작 시 호흡곤란에 대한 문진, 산소포화도측정(최근에는 간편한 기종이 판매되고 있다)을 행하면 좋다. 달이는 경우에는 황금을 빼는 것도 고려하면 좋다.

•제2장•

순환기질환의 질환별 한방치료 가이드라인

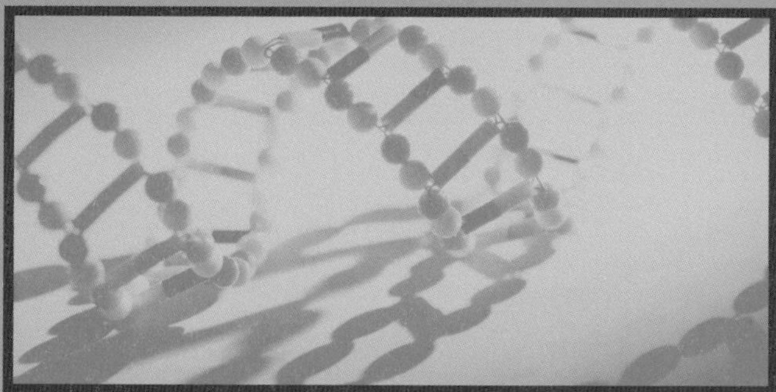

1. 고혈압증
2. 저혈압증
3. 만성 폐색성 동맥경화증
4. 폐쇄성 혈전혈관염(버거씨병)
5. 하지 정맥류
6. 허혈성 심장질환 (흉통증후군을 포함)
7. 울혈성 심부전
8. 부정맥(동계)
9. 심장신경증
10. 뇌혈관장애
11. 동맥경화증
12. 당뇨병
13. 이상지질혈증
14. 통풍과 고요산혈증
15. 비만증

총론

(1) 순환기질환 영역의 한방치료

순환기질환에서 서양의학이 우선되어야 할 질병으로서는 당연한 말이지만, 긴급 상황인 경우(응급치료, 수술 적응증례 등)이다. 반면에 한방치료 적응증인 경우는 대부분 응급상황이 적은 질환, 만성기의 후유증이다. 순환기질환 영역의 한방치료는 이 방면에 전문의인 稻木一元은 다음과 같이 정리하고 있다.

ⅰ. 비교 우위에 있는 질환
　① 본태성 저혈압증 ② 기립성조절장애(소아) ③ 경증 동요성 고혈압증 ④ 심장신경증
ⅱ. 한방치료 효과가 기대되는 질환
　① 본태성 고혈압증(동요성 이외) ② 만성 뇌순환장애 ③ 말초순환장애(경증례)
ⅲ. 평가하기에는 아직 이르지만, 유용 가능성이 있는 질환
　① 허혈성심질환(경증례) ② 부정맥(응급성이 낮은 경우) ③ 폐색성동맥경화증(경증례) ④ 염증성질환(대동맥염증후군「가와사키병」 알레르기성 혈관염)

이에 저자는 다음 표에 오늘날 시점에서 순환기질환의 한방치료 적응증을 정리해 보고자 한다(표). 이들 가운데, 이른바 근거가 높은 질환은 드물다. 다시 말하면 위에서 열거한 질환 가운데 본태성고혈압 만성뇌순환장애 말초순환장애 레이노증상 림프부종2) 등은 아직 미지수이다. 따라서 순환기질환에서는 한방 적응범위는 한정되고 있다(표). 그러나 우리들의 시점을 좀 더 넓혀서 이들 병태를 지배하고 있는 상류지역에서의 위험인자 등에 대한 적응을 고려하면 사용범위는 훨씬 넓어질 수 있다. 예를 들면 동맥경화나 이상지질혈증 등은 최근 한방약의 효과가 기대되는 질환이다. 여기서는 이들 질환의 치료에 대하여 설명하고자 한다. 그리고 동맥경화 · 혈관병이라는 항목을 설정하여 뇌혈관장애도 소개하고자 한다.

(2) 순환기질환 관계의 증후

순환기질환에 관계하는 증후에 대해서 병명과의 대응을 다음과 같이 나타내고자 한다.

ⅰ. 흉통 = 6. 허혈성심질환, 9. 심장신경증
ⅱ. 동계 = 8. 부정맥
ⅲ. 어질한 느낌 = 2. 저혈압증
ⅳ. 사지냉감 = 3. 만성폐색성동맥경화
ⅴ. 부종 · 호흡곤란느낌 = 7. 울혈성심부전

(3) 흉부관련 고전적 용어

〈표〉 순환기질환에서 한방치료 적응증과 가능성

질환명	질환분류
고혈압증	본태성 고혈압증(고령자〔◎〕 동요성〔○〕) 이차성 고혈압증〔×〕
저혈압증	본태성 저혈압증〔◎〕 이차성 저혈압증〔△〕
대동맥질환〔△〕	대동맥류(급성〔×〕 만성〔△〕) 대동맥염증 증후군
말초동맥〔◎〕 · 정맥질환〔◎〕	만성폐색성 동맥경화증〔◎〕 폐색성 혈전 혈관염〔◎〕 하지정맥류〔◎〕
허혈성 심질환(급성〔×〕 만성〔△〕)	협심증(급성〔×〕 만성〔△〕) 심근경색(급성〔×〕 만성〔△〕)
울혈성 심부전〔△〕	
심장신경증-흉통〔○〕	
부정맥	빈맥성〔△〕 서맥성〔△〕
심장신경증?動悸〔○〕	
심근 · 심막질환〔△〕	
심근증〔×〕	
뇌혈관장애(뇌경색급성〔△〕 후유증〔◎〕	
뇌출혈후유증〔○〕)	
선천성심질환〔×~△〕	

注) ◎ : 한방이 좋은 적응, ○ : 비교적 좋은 적응, △ : 질환에 따라 적응 · 평가미정, × : 비적응증

이해력을 높이기 위해 고전문헌에서 흉부관련 용어를 소개한다.

ⅰ. 흉부증상

喘鳴 = 喘 : 호흡곤란, 鳴 : 새-액 새-액 하는 소리

胸痺 = 숨소리가 새－액 그리면서 기침이 나오고 가래가 끓는 상태 (호흡기에서는 氣滯 →주로 기관지염, 심장성에서는 瘀血 → 협심증)

短氣 = 숨이 참

胸滿 = 흉부압박감 (氣滯 · 氣逆에서는 호흡기 · 순환기 · 소화기질환 모두 관련)

結胸 = 복부불쾌감 (水滯에서는 주로 심부전)

眞心痛 = 흉통 (허혈성심장일 때)

ⅱ. 부정맥에 대하여

促脈 = 불규칙하면서 빠른 맥(맥이 빠르고 [90회/분 이상]), 불규칙하면서 제때 뛰지 않는다

結脈 = 불규칙하면서 느린 맥(맥이 느리고 [60회/분 이하]), 불규칙하면서 제때 뛰지 않는다

代脈 = 제때 뛰지 않는 맥 그 자체가 불규칙

[참고문헌]

1. 도목일원: 순환기, 입문한방의학, 182, 일본동양의학회, 토쿄, 2002

2. 사택첩년, 그 외 편집:EBM한방, 의치약 출판사, 토쿄, 2007

3. 일본동양의학회학술교육위원회 편집:입문한방의학, 일본동양의학회, 토쿄, 2002

1. 고혈압증

● 요점 ●

[양약이 제1선택으로 되는 고혈압증]
혈압수치만을 낮출 목적이라면 근거가 있으면서 목표치에 쉽게 달할 수 있는 양약을 사용한다.
ㄱ. 자각증상이 없는 본태성 고혈압증(이하, 생략하여 고혈압증이라고 한다)
ㄴ. 심각한 합병증이 있는 고혈압증
ㄷ. 2차성 고혈압증
[한방치료 적응증이 있는 고혈압증]
ㄱ. I 도(경증) 고혈압증(140~159/90~99mmHg)
ㄴ. 심신증경향이 강한 고혈압증(일부 의사가운 고혈압증 등)
ㄷ. 수반증상이 있는 고령자의 고혈압증
ㄹ. 특수한 경우로서 내장비만에 합병한 고혈압증

1) 병태

고혈압증에 대한 개념은 계속 변화되고 있다. 혈압은 체위, 체동, 정신상태, 기온 등의 인자로 시시각각 변화하고 있다. 따라서 외래에서도 검진 등의 수치를 포함하여 2회는 측정하여야 하고, 연이어 높은 수치가 나오면 대부분 고혈압증으로 진단한다. 최근에는 가족성 혈압이 중시되고 있다. 기상 직후 팔 측정, 약을 복용하기 전 앉은 자세에서 안정을 취한 뒤 측정하는 것이 바람하다.

고혈압증의 분류에는 유전이나 환경인자가 관련되어 있다고 알려진 본태성 고혈압과 이미 원인을 알고 있는 2차성고혈압증이 있다. 본태성 고혈압이 생기는 원인에 대해서는 여러 가지 가설이 있으며, 이들을 종합하면 단일한 원인은 아니며, 복잡계가 관계하고 있음을 알 수 있다. 그러므로 치료법도 현 상태에서는 근본치료가 아니고, 어디까지나 대증요법에 불과하다.

2차성 고혈압증은 증후성이라고도 말하는데, 초진 때 고혈압에 대한 가족력이 없으며 갑자기 고혈압이 나타나서 왔다면 2차성을 의심해 볼 만하다. 부수적으로 나타나는 증상 가운데, 특징적인 증상이 있으면서 2차성 고혈압이 의심되면 처방하기 전에 진찰을 신중히 하고, 적극적으로 2차성 고혈압증에 대한 검사를 실시하여야 한다. 아울러 만성사구체신염 등 만성 고혈압증, 신동맥 협착으로 일어나는 신성 혈관성 고혈압증, 갈색세포종, 쿠싱증후군이나 원발성 고알도스테론증 등의 내분비성 고혈압증 등 원인이 있다.

고혈압증 수치 목표는 대규모 시험 진보나 역학연구 성과에서 변화되었다. 일본고혈압학회의 『고혈압치료 가이드라인 2009년판』(JSH2009)에서는 수축기혈압이 140mmHg 그리고 확장기 혈압이

90mmHg이상을 고혈압으로 정의하였다 (표 1). 이와 더불어 위험인자 (표 2)와 장기장애 (표 3)을 정의하고 있으며, 고혈압증 환자의 위험 층별화 (표 4)를 설정하여 치료계획을 세우고 있다. 아울러 생활습관의 수정항목을 만들어 놓고 있다 (표 5). 강압목표는 나이와 합병증 유무에 따라 다르다 (표 6).

〈표 1〉 **성인의 혈압분류**

분류	수축기혈압		확장기혈압
至適혈압	<120	및	<80
정상혈압	<130	및	<85
정상고치 혈압	130~139	또는	85~89
1도 고혈압	140~159	또는	90~99
2도 고혈압	160~179	또는	100~109
3도 고혈압	≧180	또는	≧110
(고립성) 수축기 고혈압	≧140	및	<90

〈표 2〉 **위험인자**

당뇨병, 흡연, 고콜레스테롤혈증, 저HDL콜레스테롤혈증
고령(남성 60세 이상 · 여성 65세 이상)
가족에 남자 55세 이하 · 여자 65세 이상의 심혈관병 가족력
비만(특히 내장비만), 尿中미량 알부민

* J S H 2009 * 단위 : mmHg

〈표 3〉 **장기장애 · 심혈관병**

심장: 좌심실비대, 협심증 · 심근경색 기왕력, 심부전
뇌: 뇌출혈, 뇌경색, TIA, 무증후성 뇌혈관장애, 인지장애
신장: 요단백, 신장애 · 신부전(혈청 Cr 남성 >=1.3mg/dl, 여성 >=1.2mg/dl)
혈관: 동맥경화성 plaque 혹은 경동맥내막-중막비후>0.9mm, 대동맥박리, 폐색성 동맥질환
안저: 고혈압성 망막증

〈표 4〉 **고혈압 환자 Risk의 층별화**

	정상고치혈압 130~139/85~89 mmHg	1도 고혈압 140~159/90~99 mmHg	2도 고혈압 160~179/100~109 mmHg	3도 고혈압 ≥180/≥110 mmHg
Risk 제1층 (위험인자가 없음)	부가 Risk가 없음	저위험군	중등도 위험군	고위험군
Risk 제2층 (당뇨병 이외의 1, 2개의 위험인자, Metabolic syndrome* 이 있음)	중등도 위험군	중등도 위험군	고위험군	고위험군
Risk 제3층 (당뇨병, CKD, 장기장애/심혈관병 3개 이상의 위험인자가 무엇이든지 있음)	고위험군	고위험군	고위험군	고위험군

* Risk 제2층의 Metabolic syndrome은 예방적 관점에서 이하와 같이 정의한다. 정상 고치 이상의 혈압 레벨과 복부비만(남성 85cm 이상, 여성 90cm 이상)에 혈당치 이상(공복시 혈당 110~125mg/dl, 및/또는 당뇨병에는 해당하지 않는 내당능이상), 혹은 지질대사이상 중 하나를 가지고 있는 것.
양자를 가지고 있는 경우는 Risk 층으로 한다. 기타 위험인자가 없는 복부비만과 지질대사이상이 있으면 혈압 레벨 이외의 위험인자는 2개가 있고, metabolic syndrome과 합쳐 위험인자 3개로 계산한다.

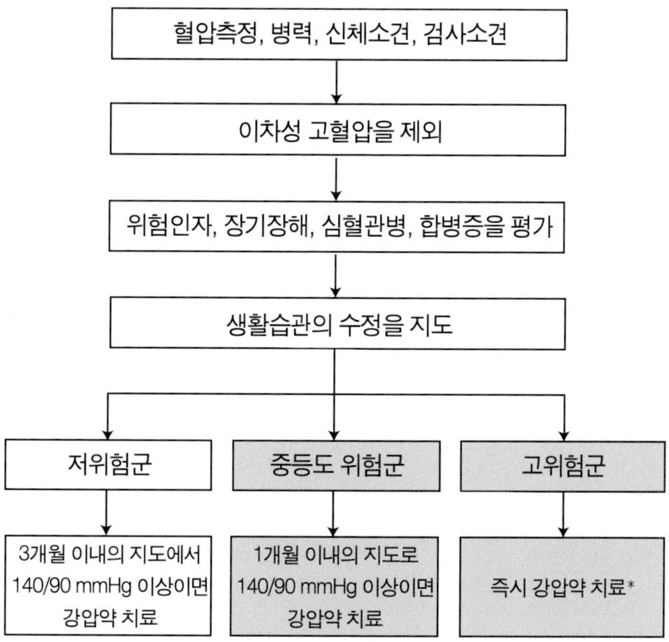

*간헐적으로 높은 혈압이 나타나는 고위험군에서는 생활습관의 수정으로부터 시작하고 목표혈압에 도달하지 못하는 경우에 강압약 치료를 고려한다.

〈그림 1〉 **초진시 치료 계획**

〈표 5〉 **생활습관의 수정항목**

1. 식염제한 6g 2. 야채 · 과일의 적극적 섭취, 콜레스테롤과 포화지방산의 섭취를 줄임, 어류의 적극적 섭취 3. 적정 체중 유지 : BMI가 25를 넘지 않게 함 4. 운동요법 : 심혈관병이 없는 고혈압환자를 대상으로 유산소운동을 매일 30분 이상 정기적으로 시행 5. 알콜 제한 : 에탄올으로 남성 20~30ml, 여성은 10~20ml/일 이하 6. 금연

* 생활습관의 복합적인 수정이 보다 효과적이다.

〈표 6〉 **연령 · 합병증의 유무와 강압목표**

젊은이 · 중년	130/85mmHg 미만
고령자	140/90mmHg 미만
당뇨병환자 신기능저하환자 심근경색 후 환자	130/80mmHg 미만
뇌혈관장애 환자	140/90mmHg 미만

2) 서양의학에서의 대응

2차성 고혈압증에서는 각각에 따라 근본치료를 한다. 2차성고혈압증이 부정되면 본태성고혈압증으로 진단하며, 일반적인 생활습관의 교정을 통하여 강압효과를 노려야 한다 (표 5). 강압효과가 불충분한 경우, 비로소 강압요법의 적응을 고려하여야 한다. 생활습관의 교정에는 염분제한, 야채섭취, 지방감소 등의 식사요법, 병증상이나 비만도에 맞춘 운동요법, 알코올 제한, 금연, 과로나 스트레스를 피하여 규칙적인 생활을 하도록 지도한다. 최근, 약물요법이 발달하여 조절되지 않는 고혈압은 거의 없는 것 같다.

합병증, 동반증상이 없는 본태성고혈압에서 혈압을 목표치로 낮추는 경우는 한방약 단독으로는 뜻한 만큼 충분한 강압효과가 나오기 어렵기 때문에 혈압에 맞추어 혈압강하제를 사용한다. 특히 합병증 (심장비대 · 당뇨병 · 신장장애) 가 있는 본태성고혈압에 대해서는 한방약 단독으로 수치 목표를 달성하는 것은 거의 힘든 실정이므로 적절하게 양약 병용을 원칙으로 한다. 그리고 2차성고혈압증은 쿠싱증후군, 갈색세포종, 원발성 고알도스테론증, 신장 혈관성 고혈압증 등이 있지만, 이 모든 질환들도 한방단독으로는 치료가 불가능한 병태들이다. 근본치료로서 제1선택은 수술 등 각각 원인을 제거하는 치료를 하는 것이 일반적이다.

3) 한방의 적응과 치료방침

한방치료 목적은 수반증상개선과 체질개선이 된다. 즉, 두통 어깨결림 이명 上氣 動悸 변비 등의 증상이나 비만 등의 개선이 치료대상으로 된다. 특히 고혈압의 결과 또는 고혈압이 원인으로 이와 같은 증상을 합병하기 쉬운 고령자의 고혈압증, 그리고 심신증상을 동반한 고혈압증 (백의 고혈압도 포함) 개선에 사용하면 유용한 경우가 많다.

한방 선택이 가능한 병태 (유효한 경우도 있는 병태) 에서는 수반증상 또는 체질개선을 목표로 한다. 단, 양약의 병용도 적절하게 고려한다.

i. 중노년층의 Ⅰ도(경증) 고혈압증 (140~159/90~99mmHg)
ii. 수반증상이 있는 고령자의 고혈압증
iii. 심신경향이 강한 고혈압증 (백의 고혈압 일부 포함)
vi. 비만을 동반한 고혈압증

[주의] 甘草를 포함한 제제는 장기간 사용에서 가성 알도스테론증을 일으키는 경우가 있다. 혈압이 오히려 올라갈 때는 甘草가 들어간 한방약의 관련을 살펴볼 필요가 있다.

4) 치료 처방

(1) 중노년층에서의 경증 고혈압증

혈압분류에서 140~159/90~99mmHg를 경증으로 진단하며, 목표 수축기혈압은 130이하, 그리고 확장기혈압 85mmHg이하를 목표로 사용하는 일이 있다. 단, 혈압이 높다는 사실만을 목표로 하는 것은 아니고, 어디까지나 수반증상이 있기 때문에 그 증상 개선을 목표로 한다.

ⅰ. 체력이 있으면서 변비경향 또는 내장비만이 있고, 복부가 팽만한 느낌이 있는 고혈압증

大柴胡湯(實證) = 柴胡 黃芩 半夏 枳實 芍藥 大黃 生薑 大棗

[목표] 腹力에 탄력이 있어 단단하며, 胸脇苦滿(자각적으로 季肋 밑이 팽만함과 더불어 타각적으로도 저항 압통이 있는 상태)이 있을 때 사용한다. 변비경향이 있으며, 단단한 근육체질로 내장비만형 체형에 사용한다. 변비 등의 개선도 포함하여 체중이 감소됨으로써 증상과 함께 고혈압증이 개선된다.

[한약의 약능] 柴胡에 진정 · 항염증 · 지질개선작용이 있다. 黃芩에는 혈압강하 · 이뇨 · 혈관확장작용, 半夏는 혈압강하 · 진정작용, 芍藥에는 혈관확장 · 진정작용이 있다.

ⅱ. 비교적 체력이 있으면서 심계항진 불면 불안 등의 신경증상이 있는 고혈압증

柴胡龍骨牡蠣湯(實證) = 柴胡 半夏 桂皮 茯笭 黃芩 大棗 人蔘 龍骨 牡蠣 生薑 (大黃)

[목표] 신경과민상태에 있어 이를 진정시키는 것을 목표로 한다. 대부분 동계와 흉통, 호흡곤란이나 부정수소가 있다. 빈맥발작에 사용되는 일도 있다. 근육질로서 비만경향이며, 상복부의 근육긴장이 강하다(胸脇苦滿). 변비가 있을 때가 많다. 엑기스제제에서는 大黃이 들어가기도 하고, 안 들어가기도 하기 때문에 변비 유무에 따라 감별하여 사용하여야 한다.

[한약의 약능] 柴胡 龍骨 牡蠣에는 진정작용, 黃芩에는 혈압강하 · 이뇨 · 진정 · 혈관확장작용, 半夏는 혈압강하 · 진정작용, 桂皮는 혈압강하 · 진정 · 혈관확장작용, 茯笭은 이뇨작용, 人蔘은 혈압강하 · 혈관확장 · 진정작용, 生薑은 진정작용이 알려져 있다.

ⅲ. 비교적 체력이 있으면서 상기경향으로 안면홍조, 정신불안, 변비경향이 있는 고혈압증

三黃瀉心湯(實證) = 大黃 黃連 黃芩

[목표] 중간체격의 붉은 얼굴, 상기 또는 상당히 불안해하며 변비 경향이다.

[한약의 약능] 黃連은 진정 · 혈압강하 작용, 黃芩은 혈압강하 · 이뇨 · 진정 · 혈관확장작용이 있다.

ⅳ. 비교적 체력이 있으며 상기 경향에 불안해하는 고혈압증

黃連解毒湯(中間證) = 黃芩 黃連 山梔子 黃柏

[목표] 熱證. 중간체격에 붉은 얼굴은 아니지만, 상당히 불안해하는 경우. 불면 동계 초조감이 나타나며, 脈은 數하고 긴장.

[한약의 약능] 黃芩에 혈압강하 · 이뇨 · 진정 · 혈관확장 작용, 黃連 黃柏에 진정 · 혈압강하작용, 山梔子는 혈압강하작용이 있다.

ⅴ. 만성적으로 경과한 두통 어깨결림 현훈 또는 이명 등 목 이상부위에서 증상이 나타나는 고혈압증

釣藤散(虛證) = 石膏 釣鉤藤 陳皮(橘皮) 麥門冬 半夏 茯笭 菊花 人蔘 防風 甘草 生薑

[목표] 체력 중간정도 내지 저하된 사람으로 현훈 두통 또는 아침에 심한 두중감이 있는 경우. 중년이상 우울 경향 또는 뇌동맥경화 경향에 좋은 효과가 있다고 알려져 있다.

[한약의 약능] 石膏 茯笭은 이뇨작용, 釣鉤藤은 혈압강하 · 진정 · 혈관확장작용, 半夏는 혈압강하 · 진정작용, 陳皮(橘皮) 防風 甘草 生薑에는 진정작용, 人蔘은 혈압강하 · 혈관확장 · 진정작용이 있다는 보고가 있다.

ⅵ. 체질허약이지만, 위장기능이 좋은 사람의 상기 어깨결림 이명 두중감 등의 증상이 있는 고혈압증

七物降下湯(虛證) = 芍藥 當歸 黃耆 地黃 川芎 釣鉤藤 黃柏

[목표] 血虛를 동반하고, 쉬 피로감과 하반신의 냉증, 빈뇨경향을 같이 가지고 있는 경우에 좋다.

[한약의 약능] 釣鉤藤 當歸 川芎은 혈압강하 · 진정 · 혈관확장작용, 芍藥은 진정 · 혈관확장작용, 黃耆 地黃은 혈압강하 · 이뇨작용, 黃柏은 진정 · 혈압강하작용이 있다.

(2) 고령자(75세 이상)의 고혈압증

고령자의 고혈압증 치료목표는 중노년층보다 조금 완화된, 즉 약간 높은 수치의 목표치를 가진다. 즉, 혈압을 140/90mmHg미만을 유지하도록 한다. 고령자는 대부분 합병증을 많이 안겨있기 때문에 합병증 개선에는 혈압을 낮추는 경우도 있다고 생각된다. 이것은 별도로 분류하여 다룬다.

i. 고령자이면서 야간빈뇨가 있고, 하반신의 탈력감이나 요통, 냉증, 저림을 동반

八味地黃丸(虛證) = 地黃 山茱萸 山藥 澤瀉 茯笭 牧丹皮 桂皮 附子

牛車腎氣丸(虛證) = 八味地黃丸에 牛膝 車前子를 가함

[목표] 중년이후 노인들이 하반신 허탈감이나 요통, 냉증, 저림 또는 배뇨장애(특히 야간빈뇨)가 있는 경우. 타각적으로는 상복부에 비하여 하복부의 연약(少腹不仁)을 발견한다. 위장장애를 일으키는 경우, 밤에 1회 복용으로 좋은 효과를 거두는 일도 많다.

牛車腎氣丸은 八味地黃丸에 牛膝 車前子를 가한 제제로서 口渴 浮腫 등의 水毒경향이 있는 경우 유효하다.

[한약의 약능] 地黃은 혈압강하 작용, 山藥 澤瀉 茯笭은 이뇨작용, 牧丹皮 桂皮는 항혈전작용, 附子는 혈관확장작용 등이 있다. ACE저해작용이 地黃 澤瀉에 들어있다는 보고도 있다.

ii. 만성적으로 경과한 두통 어깨결림 현훈 또는 이명 등, 머리 위로 나타나는 증상을 가진 고령자의 고혈압증

釣藤散(虛證) = 石膏 釣鉤藤 陳皮(橘皮) 麥門冬 半夏 茯笭 菊花 人蔘 防風 甘草 生薑

[목표] 체력중간정도 내지 약간 저하된 사람으로 현훈 두통 또는 아침에 심한 頭重感이 있을 때. 중년이후 억울경향 또는 뇌동맥경화 경향에 효과가 좋다. 肝氣亢進증상을 목표로 한다.

최근 보고에서는 작용기전으로서 중추 세로토닌수용체 억제, 말초에서 칼슘채널 차단제로서의 작용 등이 논의되고 있다.

[한약의 약능] 石膏 茯笭은 이뇨작용, 釣鉤藤은 혈압강하 · 진정 · 혈관확장작용, 半夏는 혈압강하 · 진정작용, 陳皮(橘皮) 防風 甘草 生薑에는 진정작용, 人蔘은 혈압강하 · 혈관확장 · 진정작용의 보고가 있다.

iii. 체질허약이지만, 위장기능이 좋은 사람의 상기 어깨결림 이명 頭重感 등의 증상이 있는 고령자의 고혈압증

七物降下湯(虛證) = 芍藥 當歸 黃耆 地黃 川芎 釣鉤藤 黃柏

[목표] 血虛를 동반하면서 쉬피로와 하반신 냉증, 小便不利경향을 동반하는 경우에 좋다.

[한약의 약능] 釣鉤藤 當歸 川芎은 혈압강하 · 진정 · 혈관확장작용, 芍藥은 진정 · 혈관확장작용, 黃耆 地黃은 혈압강하 · 이뇨작용, 黃柏은 진정 · 혈압강하작용이 있다.

ⅳ. 신진대사가 떨어져 있고, 체력이 허약한 사람으로 전신권태감이나 사지냉감이 있는 고령자의 고혈압증

眞武湯(虛證) = 茯笒 芍藥 生薑 蒼朮 附子

[목표] 현훈 어질어질함 등의 水滯증상이 있고, 腹力은 저하되어 있으며, 心下部에 振水音을 발견하는 일이 많다. 전신증상을 개선시킴으로써 혈압조절을 목적으로 할 때 사용한다.

[한약의 약능] 茯笒은 이뇨작용, 蒼朮은 이뇨 진정작용, 芍藥은 진정 · 혈관확장작용, 附子는 혈관확장작용이 있다.

(3) 心身경향이 심한 동요성 고혈압증

ⅰ. 어깨가 결리고, 쉬 피로하며, 정신불안 등의 신경증상을 동반한 고혈압증

加味逍遙散(虛證) = 柴胡 芍藥 蒼朮 當歸 茯笒 山梔子 牧丹皮 甘草 生薑 薄荷

[목표] 갱년기여성의 고혈압증에 많이 사용한다. 남성에게도 사용한다. 자각증상에서는 어깨결림 상기 두통 현훈 등을 목표로 한다. 변비나 냉증, 월경불순 피부증상(가려움) 등의 병태도 있다. 대부분 心下部에서 季肋部에 걸쳐 저항 압통이 있다(胸脇苦滿).

[한약의 약능] 柴胡에는 진정작용, 芍藥은 진정 · 혈관확장작용, 蒼朮은 이뇨 · 진정작용, 當歸는 혈압강하 · 진정 · 혈관확장작용, 茯笒은 이뇨작용, 山梔子는 혈압강하작용, 牧丹皮는 진정작용, 甘草 生薑에는 진정작용, 薄荷는 진정 · 혈관확장작용이 있다.

ⅱ. 허약한 체질로서 정신신경증상을 동반한 고혈압증

抑肝散(虛證) = 蒼朮 茯笒 川芎 釣鉤藤 當歸 柴胡 甘草

抑肝散加陳皮半夏(虛證) = 抑肝散에 陳皮 半夏를 넣은 처방

[목표] 허약한 체질로 신경질적인 사람에게 사용한다. 불안하고, 잠을 잘 자지 못하는 등 신경흥분상태를 호소하는 경우에 이들 증상을 개선시킴으로써 혈압을 정상화한다.

[한약의 약능] 蒼朮은 이뇨 · 진정작용, 茯笒은 이뇨작용, 川芎은 혈압강하 · 진정 · 혈관확장작용, 釣鉤藤 當歸는 혈압강하 · 진정 · 혈관확장작용, 柴胡는 진정작용, 陳皮 甘草는 진정작용, 半夏는 혈압강하 · 진정작용이 있다.

(4) 비만을 동반한 고혈압증

제1선택으로서 實證은 防風通聖散, 虛證은 防已黃笒湯을 위주로 한다.

제2선택은 大柴胡湯.

이를 바탕으로 하여 瘀血이 있는 경우에는 驅瘀血劑의 병용도 고려된다. 實證이라면 桃核承氣湯 通導散. 虛證이라면 四物湯, 當歸芍藥散 등이 있다.

i . 내장비만, 변비가 있으면서 胸脇苦滿이 없는 경우

防風通聖散(實證) = 黃芩 甘草 桔梗 石膏 白朮 大黃 荊芥 山梔子 芍藥 川芎 當歸 薄荷 防風 麻黃 連翹 生薑 滑石 芒硝

[목표] 비만경향이며, 체력이 충실하고 변비기미, 그러나 胸脇苦滿은 없다.

[한약의 약능] 黃芩은 이뇨 또는 항동맥경화작용・지질대사개선작용, 甘草에는 항당뇨병작용・항동맥경화작용, 桔梗은 이뇨・진정・혈당강하작용, 石膏 白朮은 이뇨작용, 山梔子는 지질대사개선작용, 芍藥은 진정・혈관확장작용, 川芎은 혈압강하・진정・혈관확장작용, 當歸는 혈압강하・진정・혈관확장작용, 薄荷는 진정・혈관확장작용, 防風은 혈압강하・진정작용, 麻黃은 발열・교감신경흥분유사작용・혈당강하작용, 滑石은 이뇨작용이 있다. 복수의 한약으로 진정・이뇨 ・혈당강하・지질대사개선작용이 보고되고 있다.

防己黃笿湯(虛證) = 黃耆 防己 大棗 生薑 甘草 蒼朮

[목표] 비교적 체력이 저하되어 있고, 피부색이 흰 편이며, 근육이 부드럽고, 땀이 많은 경우. 무릎관절에 물이 고여 있기 쉬운 사람에게 사용하면 좋다.

[한약의 약능] 黃耆 蒼朮에는 이뇨작용이 보고되고 있다.

大柴胡湯(實證)

[목표] 腹力이 충실하여 탄력이 있으면서 단단하고, 胸脇苦滿이 있을 때 좋다. 변비 내장비만형에 자주 사용된다.

ii . 비교적 체력이 있으면서 상기, 변비가 잘 생기는 고혈압에 병용한다

桃核承氣湯(實證) = 桃仁 桂皮 大黃 甘草 芒硝

[목표] 변비를 동반한 實證환자에게 사용하는 驅瘀血劑이다. 理氣藥과 瀉下藥이 배합되어 있다. 腹證으로는 좌장골부의 저항 압통(少腹急結)을 목표로 사용한다. 월경불순 월경곤란이나 두통 현훈 어깨결림 등의 수반증상이 있다.

[한약의 약능] 桃仁은 혈압강하작용, 桂皮는 혈관확장작용, 甘草는 진정작용이 보고되고 있다.

iii. 비교적 체력이 있으면서 두통 상기 불면 불안 등의 정신신경증상을 동반한 고혈압증

通導散(實證) = 枳實 大黃 當歸 甘草 紅花 厚朴 陳皮 木通

[목표] 월경불순 월경곤란이나 두통 상기 불면 불안 등의 정신신경증상을 동반하는 일이 많다. 변비가 잘 생긴다. 桃核承氣湯보다 증상이 심하다. 어혈이 원인으로 하복부에 압통이 있다.

[한약의 약능] 當歸는 혈압강하・진정・혈관확장작용, 陳皮 甘草는 진정작용, 紅花는 혈압강하・진정작용, 木通은 이뇨작용이 있다.

iv. 비교적 체력이 떨어져 있으면서 수족이 냉하거나 빈혈경향이 있는 고혈압증

四物湯(虛證) = 當歸 芍藥 川芎 地黃

[목표] 월경불순으로 냉증, 빈혈경향이 있으며, 피부는 건조경향이고, 복부소견에서는 제방에 복

부대동맥의 박동을 만져지는 일이 있다.

[한약의 약능] 當歸는 혈압강하 진정 · 혈관확장작용, 芍藥은 혈관확장 · 진정작용, 川芎은 혈압강하 · 진정 · 혈관확장작용, 地黃은 혈압강하작용이 알려지고 있다.

ⅴ. **비교적 체력이 떨어져 있는 사람으로 냉증과 빈혈경향이 있는 고혈압증**

當歸芍藥散(虛證) = 芍藥 蒼朮 澤瀉 茯苓 川芎 當歸

[목표] 전신권태감 사지냉증 두통 현훈 이명 등 水滯증상이 있다. 여성의 경우, 월경이상(무월경 월경곤란증 등)을 수반하는 경우가 많다.

[한약의 약능] 芍藥은 혈관확장 · 진정작용, 蒼朮은 이뇨 · 진정작용, 澤瀉는 이뇨작용, 茯苓은 이뇨작용, 川芎 當歸는 혈압강하 · 진정 · 혈관확장작용이 있다.

5) 증례 검토

증례 1. 스트레스로 혈압이 상승한 예

[환자] 62세, 여성

[주 증상] 환자의 말을 그대로 받아 적어면 2년 전부터 몸 상태가 좋지 않았고, 어깨가 결리며, 목에서 머리에 걸쳐 어질어질 하다, 2주전부터 혈압이 안정되어 있지 않다는 것이다.

[과거력] 이전에도 건강진단을 발을 때, 혈압이 약간 높다(수축기혈압이 140mmHg전후)는 얘기를 들었다. 1년 전부터 두부 CT를 근처 종합병원에서 찍어보았지만, 문제는 없었다.

[가족력] 모친이 고혈압증

[현병력] 2년 전부터 걱정되는 일이 있으면, 목이 뻣뻣해지고 어깨가 결리는 등의 증상이 나타났다. 이번에는 2주 전부터 혈압이 증상에 맞추어 상승한다는 주 호소로 내원하게 되었다. 가까운 의원에서 nifedipine 서방정 20mg/일 처방을 받더라도, 아침 혈압이 170/100mmHg, 밤에는 160/96mmHg로 나타나 걱정되어 오게 되었다. 초진 시, 혈액검사에서 2차성고혈압을 포함하여 스크린하였다. 신장기능, 호르몬검사 등 모두 정상이었다.

제2회 진찰 시, 여러 가지 자세히 묻자, 같이 따라온 딸이 거들었다. 즉, 벌써부터 가정 내에서 문제가 있었으며(구체적으로 말은 하지 않았다), 항상 불안해 하는 모습이었다는 것이다. 현재는 걱정시키던 문제가 해결되었는데도 불구하고, 늘 불안해하고 곧장 화를 내는 등 쉽게 자극받는 일이 사라지지 않는다는 것이다. 본인도 전적으로 받아들이지 않지만, 일단 수긍한다고 하였다. 그래서 본인에게 혈압강하제로 직접 혈압을 내리는 것이 아니고, 증상을 개선함으로써 혈압을 치료할 가능성이 있다는 것을 설명 드리면서 양약을 사용하기 전에 한방약을 복용하도록 하였다.

[소견] 키 153cm, 몸무게 62kg, 혈압 162/96mmHg, 맥박 82/부정맥(−). 안구결막에 황달 없음. 안검결막에 빈혈없음. 흉부에 호흡음 정상, 심음은 잡음 없음. 혈액검사에서 이상이 발견되지 않음.

[한방의학적 소견] 체격은 약간 비만경향, 목소리는 카랑카랑하다. 문진에서 불안해하는 모습과 함께 얼굴에 홍조가 가끔 나타났다. 대변은 매일가지만, 때로는 매일 가지 않을 때도 있으며, 변비는 아니다. 진찰에서 얼굴에 붉은 기미가 돌고 있지만, 약간 옅은 거무스럼하며, 눈 주위로 기미가 보인다. 혀는 紫色으로 약간 부어 있으며, 약간 두꺼운 白苔가 보인다. 脈診에는 양 요골동맥 모두 緊하며, 大하고, 우측에 약간 강하게 잡힌다. 腹診에서는 복력중간정도, 心下痞硬(+)과 우측 胸脇苦滿(+)이 나타나지만, 胃部振水音과 복부 박동은 없다. 臍傍압통점이 나타난다.

[경과] 문진 및 腹證의 心下痞硬에서 黃連解毒湯 엑기스제제를 1일 7.5g/3회 분복, 問診에서 가벼운 氣逆과 瘀血이 있어 桂枝茯苓丸 엑기스제제 7.5g을 3회 분복(공복 시 내복)을 시작하였다. 2주 뒤에 불안해하는 모습이 반으로 줄어 들게 되었으며, 혈압도 154/86mmHg로 되었다. 다시 1개월 더 복용함으로써 증상은 1/3까지 줄게 되었다. 혈압은 126/78mmHg로 정상을 되찾았다. 이러한 경과로 본인과 상담하여 모든 약을 끊게 하였다.

● 고찰 ●

이와 같이 정신적 요인이 개입한 경우, 한방약은 꽤 유용하다. 증상의 심각정도는 반드시 혈압수치와 평행하지 않는다. 이학적 소견이나 검사소견을 가지고 종합적으로 판단하여 한방약의 적용을 결정하는 것이 옳다. 한방을 사용하는 경우, 감별진단으로 2차성 고혈압진단을 위한 검사와 K+(potassium) 체크는 반드시 필요한 사항이다.

[참고] 2차성 고혈압을 위한 채혈항목으로서 레닌활성, 알도스테론, 카테콜라민 3분획. 여기에 쿠싱 증후군이 의심되면(중심성 비만) ACTH, 코티졸. 말단비대증이 의심되면 GH호르몬을 측정한다.

증례 2. 본태성고혈압 고지혈증

[환자] 65세 남성

[현병력] 이전부터 혈압이 높다는 지적을 받아왔지만, 방치하고 있었다. 올해 건강검진에서 고지혈증(총콜레스테롤 256mg/dl) 진단으로 내원하였다.

[소견] 키 162cm, 체중 72kg. 혈압 162/110mmHg. 맥박 72/분, 부정맥(−). 체격은 내장비만형.

[한방의학적 소견] 복부는 단단하고, 胸脇苦滿은 좌우 모두 심하다. 대변은 매일 정상적.

[경과] 예전부터 고혈압이라는 지적을 받은 적도 있어 大柴胡湯 엑기스 7.5g을 처음 투여. 2 주후에는 154/100mmHg로 되었으며, 나아가 4주후에는 138/92mmHg로 되었다. 그리고 고지혈증은 약과 식사지도도 있었지만, 2개월 후 혈액검사에서는 총콜레스테롤 222mg/dl로 되고, HDL콜레스테롤은 35mg/dl로 정상으로 되었다. 단지, 치료 시작 전 콜레스테롤수치는 모른다.

[참고문헌]

1) 松下　哲：高血圧，漢方治療のＡＢＣ，日本医師会編，医学書院，93-94，1992.
2) 木下恒雄：高血圧症，漢方保険診療指針〔改訂版〕，日本東洋医学会，東京，94-97，1993.
3) 並木隆雄：血圧異常，高齢者のための漢方薬ベストチョイス，折茂　肇・丁　宗鐵編，医学，東京，78-81，1999.
4) 並木隆雄：高血圧，漢方内科，メディカルユーコン，京都，55-64，2007.
5) 荒川規矩男・猿田享男・阿部圭志，他：TJ-15　ツムラ黄連解毒湯の高血圧随伴症状に対する二重盲検比較試験，臨床と研究，80巻，354-372，2003.
6) 松下　哲・他：脳血管障害後遺症，慢性脳循環不全，高血圧症の随伴症状に対する釣藤散（TJ-47）の有用性，Geriatric Medicine，33，1331-1341，1995.
7) 並木隆雄・寺澤捷年：症状・症候に対する漢方治療，高血圧症，診療と治療，97（8），1562-1569，2009.（症例１の文献）

2. 저혈압증

● 요점 ●

ㄱ. 증상이 없으면 약물치료의 대상이 되지 않는다.
ㄴ. 증상이 있으면 한방약이 제1선택제로 되는 일이 많다.
ㄷ. 한방의 병리개념은 氣, 血, 水를 고려하여 한방약을 선택하는 일이 많게 된다.

1) 병태

저혈압증은 원인불명의 본태성저혈압, 기초질환이 있는 증후성 저혈압증 및 기립시 수축기혈압이 20mmHg이상 낮아지는 기립성 저혈압으로 분류된다. 전자 두 질환의 저혈압증은 수치적으로는 수축기혈압이 100mmHg미만 또는 90mmHg이하로 정의되는 일도 있다. 본증은 동일가계 내에서 많이 일어나는데, 유전성으로 생각되는 20~30세의 여성에게 보다 많다고 알려져 있다. 체액조절인자에는 혈장 renin 활성, 혈장 catecholamine, 특히 noradrenalin의 저하가 뚜렷하다.

저혈압증은 수치가 낮더라도 자각증상이 없는 경우, 치료 대상이 되지 않는다. 증상이 있으면 병적인 저혈압증으로 진단된다.

임상소견으로서는 증상이 없는 경우가 대부분이다. 수반증상으로서는 혈류저하 때문에 뇌나 다른 장기의 혈류장애를 일으키며, 쉬피로, 현훈, 두중감을 초래하는 일이 있다.

2) 서양의학에서의 대응

원인불명의 본태성저혈압증, 기초질환이 있는 증후성 저혈압증 및 기립성 저혈압증에서 자각증상이 있는 경우에 적응이 있게 된다. 기립성 저혈압증에 말초혈관을 수축시키는 α자극제를 사용하여 개선하는 일이 있다. 난치성에는 생활지도에서 갑자기 일어서는 일을 자제 한다든지, 경우에 따라서는 20g의 고염도 식사, 탄력붕대 또는 스타킹을 사용하는 등을 시도한다. 그러나 그다지 좋은 치료법이 없는 것이 현실이다.

3) 한방치료의 적응과 치료지침

저혈압증에서는 양약으로의 약물요법은 단지 대증요법이고, 장기적으로 證에 맞는 한방약을 사용하는 편이 뛰어난 효과를 거두는 일이 많다. 저혈압증은 한방치료가 좋은 적응 중의 하나이다. 즉, 서양의학보다 우선하는 제1선택 치료법을 한방에서 구할 일이다. 저혈압은 원래 동양의학에서는 없는 개념이기 때문에 증상에 의한 약제를 선택하도록 한다. 한방약의 특징은 단순하게 하나의 질환을 치료하는 것이 아니고, 정신적 증상도 포함하여 전신적 의료로서 여러 가지 증상이 있을 때도 유용하다. 의료 경제적으로도 몇 가지 가벼운 질환이 합병한 경우, 하나의 처방으로 복수 질환을 커버할 수 도 있어, 이런 면에서도 유용하다. 그리고 양약을 사용하여 효과가 없는 경우, 양약을 복용하기 전에 먼저 한방약을 복용하는 병용요법에서도 좋은 결과를 보는 일이 있다. 이 방법에서 양약과 한방약을 몇 개월 복용한 다음, 양약을 감량, 폐약할 수 있는 증례도 있다. 아울러 한방의 개념에서는 陰虛證 환자가 대부분이다. 즉, 신진대사가 전반적으로 떨어져 있고, 안색이 창백하며 사지가 차고, 몸이 무거우며, 낮에도 졸려지는 등의 증상에 유용하다. 여기에 더하여 병리개념인 氣, 血, 水의 이상이라고 생각되는 한방약을 결정하기가 쉽다. 신진대사가 저하된 상태, 내장하수(氣虛), 조절장애(氣滯), 설사를 잘 하는 등의 체질(水滯), 冷症, 빈혈증 등의 혈행불량(血虛)으로 분류될 수 있다. 이들이 서로 맞물려 있는 상태라고 생각할 수 있다.

4) 치료 처방

한방의 개념에서는 저혈압은 신진대사의 저하(氣虛), 조절장애(氣滯), 설사하기 쉬운 등의 체질(水滯), 냉증 등 혈행불량(血虛)로 나누어 생각한다. 다음에 주체로 생각되는 세 가지 병리개념에서 사용목표를 나누어 본다. 그러나 실제는 이들이 단독으로 있기 보다는 이들이 서로 얽혀있는 경우가 많다.

(1) 증상이 주로 氣虛일 때

ⅰ. 어지러움이 심할 때

苓桂朮甘湯(虛證~中間證) = 茯苓 桂枝 白朮 甘草

[목표] 氣의 上衝으로 水滯를 겸할 때에 적합하다. 저혈압경향에서 가벼운 기립성 어지러움, 신체 동요감, 숨참, 심계항진, 두통, 상기가 있는 경우에 사용한다. 타각적으로는 腹診에서 胃內停水나 胃部振水音이 있는 경우가 많다.

[한약의 약능] 茯苓 白朮에 이수작용. 桂枝 甘草에 진정작용이 인정된다.

ⅱ. 허약체질에서 피로감을 호소하면서 기력, 체력이 없는 경우

補中益氣湯(虛證) = 黃耆 蒼朮 人蔘 當歸 柴胡 大棗 陳皮 甘草 升麻 生薑

[목표] 허약체질이면서 특히 소화기능이 허약하여 전신 권태감, 식욕부진이 심할 때에 사용한다. 눈매에 힘이 없고, 힘이 달려 식후 졸음이 쏟아지고, 종종 잘 때 식은 땀을 흘린다. 脈은 弱하면서 힘이 없다. 복부 촉진에서는 복부근육은 연약하며, 복부대동맥의 박동을 만져지는 일이 있다.
[한약의 약능] 黃耆는 人蔘과 조합하여 肺를 보하고, 肌表를 단단히 하며, 盜汗을 억제한다. 人蔘은 정신안정, 생리활성부활작용이 있으면서 혈액순환을 개선시킨다.

iii. 식욕부진일 때

六君子湯(虛證) = 人蔘 蒼朮 半夏 茯笭 大棗 陳皮 甘草 生薑
[목표] 脾虛에서 식욕부진이 심한 경우에 사용한다. 복부촉진에서는 연약하면서 胃內停水가 있는 일이 많다. 補中益氣湯은 권태감을 주로 하는데 반하여, 六君子湯은 식욕부진이 주체이다.
[한약의 약능] 人蔘으로 元氣를 보하고, 蒼朮 茯笭으로 이수시키고, 半夏 大棗 陳皮 甘草 生薑으로 소화관운동을 개선시킨다.

(2) 증상이 주로 氣滯일 때

i. 목에 막힌 듯한 느낌, 기분이 우울한 경우

半夏厚朴湯(中間證~虛證) = 半夏 茯笭 厚朴 蘇葉 生薑
[목표] 胃內停水가 없는 신경증이나 호소하는 증상이 많은 어지러움에 좋다. 약물에 燥性이 있기 때문에 건조해지기 쉬운 면을 주의하여야 한다.
[한약의 약능] 半夏 茯笭은 이수작용, 厚朴 蘇葉은 기의 울체를 개선시키는 작용이 있다.

ii. 현훈감 두통 그리고 아침에 심한 두중감이 있을 때

釣藤散(虛證) = 石膏 釣鉤藤 陳皮(橘皮) 麥門冬 半夏 茯笭 菊花 人蔘 防風 甘草 生薑
[목표] 살집이 중간 정도 또는 야윈 형에서 현훈감 두통 특히 아침에 심한 두중감이 있는 경우. 중년 이후 뇌동맥경화 경향에 좋다고 알려져 있다.
[한약의 효능] 石膏 茯笭은 이수작용, 釣鉤藤은 혈압강하 · 진정 · 혈관확장작용, 半夏는 혈압강하 · 진정작용, 陳皮(橘皮) 防風 甘草 生薑에는 진정작용, 人蔘은 혈압강하 · 혈관확장 · 진정작용이 있다는 보고가 있다.

(3) 증상이 주로 水滯일 때

i. 어질 어질하는 느낌의 현훈이나 설사, 주로 냉증을 위주로 나타나는 증상일 때

眞武湯(虛證) = 茯笭 蒼朮 芍藥 生薑 附子
[목표] 어질 어질하는 느낌의 현훈이나 설사, 주로 냉증 증상일 때 사용한다. 水滯에 의한 증상에 적합하다. 전신권태감 사지냉감이 있고, 胃腸에 수분이 정체되어 설사, 복통 복만이 있다. 심계항진 두중감 등을 나타내는 경우가 많다. 대변은 무른 경우가 대부분이며, 타각적으로는 脈은 弱

하며, 복부는 연약하고, 상복부에 振水音(胃內停水)도 있다.

[한약의 약능] 茯笭은 이뇨작용, 蒼朮은 이뇨 · 진정작용, 芍藥은 진정 · 혈관확장작용, 附子는 혈관확장작용이 있다.

ⅱ. 위장이 약한데, 두통이 있는 경우

半夏白朮天麻湯(中間證) = 陳皮 半夏 白朮 茯笭 天麻 黃耆 澤瀉 人蔘 黃柏 生薑 麥芽 乾薑

[목표] 水毒이 주체이므로 위장이 약하면서 두통이 동반한 경우에 좋다. 위장허약에서 저혈압경향이 있고, 냉증인 사람이 지속적이나 심하지 않은 두통, 두중감, 현훈을 호소하는 경우에 사용한다. 이때 오심 식욕부진 전신권태감 수족냉증 등을 호소하는 경우도 있다. 腹力은 약하며, 心窩部에 振水音을 발견하는 일이 많다.

[한약의 약능] 白朮 茯笭 澤瀉는 이뇨작용, 陳皮 半夏 人蔘 黃柏 生薑 麥芽는 健胃 · 정장작용, 黃耆 麥芽는 자양작용이 있다.

(4) 증상이 주로 血虛일 때

ⅰ. 비교적 체력이 저하 된 사람으로 냉증, 빈혈경향일 때

當歸芍藥散(中間證 ~ 虛證) = 芍藥 蒼朮 澤瀉 茯笭 川芎 當歸

[목표] 안색이 창백하고, 저혈압으로 瘀血(말초혈액의 순환장애)과 水滯가 병존하는 경우가 많다. 頭重 현훈 어깨결림 부종경향(특히 피로감) 위내정수, 여성인 경우 월경불순을 목표로 하는 경우가 있다.

[한약의 약능] 芍藥은 혈관확장 · 진정작용. 蒼朮은 이뇨 · 진정작용, 澤瀉 茯笭은 이뇨작용, 川芎 當歸는 혈압강하 · 진정 · 혈관확장이 있다.

ⅱ. 전신권태감이 있으며, 빈혈기미 일 때

十全大補湯(虛證) = 黃耆 桂皮 地黃 芍藥 川芎 蒼朮 當歸 人蔘 茯笭 甘草

[목표] 氣血兩虛 빈혈 식욕부진 야윈 체질에서 전신이 쇠약해진 경우 사용한다. 脈과 腹部는 생각만큼 연약하지는 않으며, 심하게 거친 피부가 많다.

[한약의 약능] 人蔘으로 원기를 보하고, 蒼朮 茯笭으로 胃內停水를 없애고, 四物湯(地黃 芍藥 川芎 當歸)를 넣어 血虛를 개선시킨다. 黃耆 桂皮를 넣어 더욱더 그 효과를 강화한다.

(5) 증상이 주로 腎虛병태일 때

ⅰ. 하퇴의 탈력감이 있을 때

八味丸(虛證) = 地黃 山茱萸 山藥 澤瀉 茯笭 牧丹皮 桂皮 附子

[목표] 노인의 허리 아래로 냉증과 탈력감을 동반하는 병태에 사용한다. 배뇨장애(특히 야간 빈뇨)를 호소하는 경우가 많다. 중년 고령자의 동맥경화와 요통 또는 허리에서 다리에 걸쳐 탈력

감이 있는 저혈압증에 유효한 경우가 있다. 냉증 지각저하가 있으며, 타각적으로 배꼽이하로 하복부의 연약(臍下不仁)을 발견한다. 위장장애를 일으키는 경우, 밤에 1회 복용으로 좋아지는 경우도 많다.

[한약의 약능] 地黃은 혈압강하, 山藥 澤瀉 茯笭은 이뇨작용, 牧丹皮 桂皮는 항혈전작용, 附子는 혈관확장작용 등이 있다.

5) 증례 검토

증례 1. 기립성 저혈압에 笭桂朮甘湯이 효과 없었지만, 當歸芍藥散으로 개선 된 례

[환자] 16세 여성

[주 증상] 어지러움

[과거력] 특별한 사항은 없음

[가족력] 특별한 사항은 없음

[현병력] 어느 해 11월 아침, 자전거를 타고 학교에 가던 도중, 교통신호 대기하고 있을 때 쓰러졌다.

〈표 7〉 기립성 조절장애의 진단기준과 약제의 선택

	(廣瀨滋之 : 한방치료의 A, B, C에서)	笭桂朮甘湯	補中益氣湯	半夏白朮天麻湯	小建中湯
대증상	A) 기립성 어지러움이 잘 일어남	●	●	●	
	B) 서 있으면 기분이 나쁨, 심할 때는 넘어짐		●	●	
	C) 입욕 시 혹은 싫어하는 것을 보거나 들으면 기분이 나빠짐	●			
	D) 조금만 움직여도 動悸 혹은 숨참이 있음	●			●
	E) 아침에 일어나기 어려움		●	●	
소증상	a) 안색이 나쁨		●	●	●
	b) 식욕부진		●	●	●
	c) 臍疝痛 (심한 복통)을 때때로 호소한다			●	
	d) 권태감 혹은 쉽게 피로함		●	●	●
	e) 두통을 종종 호소함			●	●
	f) 멀미를 잘함	●			

쓰러질 때 기억은 있었다. 원인 정밀검사에서 본원 신경내과에서 진찰받음. 뇌파, 두부 CT를 포함한 모든 검사에서도 이상은 발견되지 않았다. 이 때문에 순환기내과에 전과되어 심전도, 심장초음파 등 관련 검사에서 이상은 발견되지 않았다. 그러나 혈압이 座位에서 108/76mmHg, 立位에서 90/66mmHg로 기립성저혈압이 의심되었다. Head-up tilt 테스트(기립시험: 투시대 같은 테이블에서 60~75° 로 경사 지워 실시하는 검사)를 실시하였다. 3분에서 혈압측지불능으로 일과성 심장정지를 초래하여, 기립성 저혈압 진단을 내리게 되었다.

[소견] 키 152cm, 몸무게 45kg. 혈압이 110/74mmHg, 맥박 84/분, 부정맥(−).

[한방의학적 소견] 望診에서는 얼굴이 창백하고 야윈 편. 脈診은 浮沈中間이면서 虛實로 본다면 약간 약함. 舌診은 약간 腫大하면서 齒痕이 가볍게 있고, 濕潤한 微白苔. 腹診에서는 腹力중간정도, 복부는 胃內停水를 발견, 臍上部에 박동을 발견하였다.

[경과] 주 증상과 진찰소견을 종합하여 氣虛 水滯를 개선시키기 위해서 苓桂朮甘湯을 처방하였다. 그러나 2주후에도 어지러움이 계속되었으며 증상변화가 전혀 없었다고 호소하였다. 水滯와 右臍傍壓痛을 목표로 當歸芍藥散으로 처방을 바꾸었다. 이번에는 2주후, 약간 어지러움이 감소되었다는 느낌이었다고 하였다. 이후, 3개월간, 같은 처방을 계속하였다. 단, Head-up tilt 테스트에서 실신까지 시간이 연장되었지만, 완전히 실신발작은 없어지지 않았다. 이 때문에 장시간, 테스트 할 때와 같은 자세로 오래 서 있지 않도록 주의를 당부하였다.

● 고찰 ●

기립성저혈압증이 확정된 미성년 여성의 예이다. 젊었기 때문에 양약의 단독 사용이나 이학요법 중, 탄력스타킹을 같이 사용하더라도 자각증상, 타각증상이 개선되지 않았다. 이 때문에 한방약을 사용하게 되었다. 그러나 기립성 저혈압증에 가장 많이 사용하는 것으로 알려진, 즉 氣와 水를 조절하는 苓桂朮甘湯이 효과가 없었다. 그래서 血虛와 水滯를 개선시키는 當歸芍藥散으로 처방을 변경하게 되었으며, 효과가 나타나기 시작하였다. 이것은 血의 이상이 영향을 주었는지 분명하지 않다. 단지, 월경에 관련하여 호소는 없었지만, 유추하여 생각해 보면 사춘기 때 혈의 상태가 불안정하였을 가능성은 있다. 히로세 선생은 기립성조절장애의 진단기준과 약제 선택방법 (표7)을 다음과 같이 정리하고 있다. 그리고 한방약을 시험할 때의 「경과 관찰」에서는 기립성 조절장애에 한방약은 1~2주에 효과가 나타나고, 복약중지 후에도 양약보다는 효과가 더 오래 지속될 가능성이 있다고 설명한다. 따라서 한방약은 1개월 이상, 가능하면 3개월 정도 계속하기를 권장하고 있다. 이번 증례에서도 3개월 계속복용하게 한 것이 약을 그만 두더라도 양호한 결과를 가져왔다고 생각할 수 있다. 기립성 저혈압증은 성장 과정 중에서 자연스럽게 치유되는 일도 있으므로 내복은 경과를 봐 가면서 계속할 것인지 아닌지, 검토하는 것이 바람직하다.

[참고문헌]

1) 花輪壽彦：低血圧，漢方治療のＡＢＣ，日本医師会編，医学書院，東京，90-94，1992.
2) 広瀬滋之：起立性調節障害，漢方治療のＡＢＣ，日本医師会編，医学書院，東京，162-163，1992.
3) 原　敬二郎：低血圧症，漢方保険診療指針〔改訂版〕，日本東洋医学会，東京，99-103，1993.
4) 並木隆雄：血圧異常，高齢者のための漢方薬ベストチョイス，折茂　肇・丁　宗鐵編，医学書院，東京，78-81，1999.
5) 並木隆雄：低血圧，漢方内科，メディカルユーコン，京都，65-69，2007.
6) 中村宏志・他：糖尿病患者における起立性低血圧に対する五苓散の効果，Diabetes Frontier，11（4），561-563，2000.

3. 만성 폐색성 동맥경화증

● 요점 ●

Fontaine분류 1에서 2도 중, 일부는 한방치료 단독요법을 사용할 수 있다.
Fontaine분류 3도 이상에서는 대부분 외과치료가 우선하며, 한방은 외과치료 후 보조 치료로 사용한다.

1) 병태

사지 주요 동맥이나 복부대동맥에 죽상경화병변으로 협착 또는 폐색이 생기며, 이에 따라 사지에 만성적인 순환장애를 일으키는 질환이다. 위험인자로서는 일반적인 동맥경화와 마찬가지로 당뇨병, 고혈압, 흡연, 고지혈증, 기타 경구피임제 상용 등이다. 증상으로서는 동통(힘들 때, 안정 때), 간헐적 파행, 특히 비복근에 통증을 느낄 때가 많다. 말초신경의 허혈에 의한 허혈성신경염에 의한 동통이며, 앙와위에서 심해진다. 피부온도의 저하, 영양장애, 발기부전(내장골동맥에서 음경동맥이 분지하기 때문에 陰痿를 일으킨다) 등이 있다. 특히, 내장골동맥부근에 국한성으로 폐색되면 陰痿나 하지 위축을 동반하기 때문에, 이를 Leriche 증후군으로 부른다.

병형 분류에서 임상적 중증도 하지 평가에는 Fontaine분류가 사용된다. 1도는 냉감, 2도는 간헐성 파행, 3도는 안정 시 동통, 4도는 궤양 또는 괴사를 일으키는 것이다. 2도 이상에서는 외과치료 대상이다.

검사소견에서는 하지혈압과 팔 혈압의 비를 ABI(ankle brachial index)라고 하는데, 본 증에서는 하지 혈압이 상지보다도 낮기 때문에 이 비율이 떨어진다(ABI는 1이하가 이상). 확정 진단은 동맥조영, 조영 CT(MDCT), MRI 등으로 협착이나 측부혈행로를 찾아본다. 참고로 thermography임상검사에서 적혈구증가나 혈소판응집능 항진이 발견된다.

2) 서양의학에서의 대응

기본방침은 동맥경화의 기초질환에 대하여 치료를 행한다.

위험인자 제거로서 고혈압, 금연, 당뇨병, 고지혈증, 비만 등의 생활습관 개선 그리고 그 치료를 행한다. 국소적인 약물요법에 대해서는 Fontaine분류 1도에서 2도까지가 그 대상으로 된다. 혈전을 예방하기 위해서는 Prostaglandin E1 등 말초혈관확장제나 항혈소판제를 투여한다. Fontaine분류 3도이상에서는 경피경관적혈관형성술(PTA), 외과적 혈행재건술, 요부 교감신경절 절제술. 아울러 광범위한 괴사를 동반한 경우는 다리 절단도 한다.

3) 한방 적응과 치료방침

직접적인 한방치료는 말초순환개선이다. Fontaine분류 3도 이상이 되면 대부분 중추의 혈관이 폐색되어 있어 외과적 치료가 우선시 되므로 한방치료는 외과치료 후 보조치료로 한다. Fontaine분류 1도에서 2도에 대해서는 항혈소판제 대신에 또는 이에 추가하여 驅瘀血藥을 병용하면 좋다. 한방치료의 주체는 동맥경화 치료방침과 똑같이 위험인자의 예방과 합병증 치료로 된다.

4) 치료 처방

(1) 말초순환개선목적을 위한 치료(Fontaine분류 1~2도 중 일부)

當歸四逆加吳茱萸生薑湯(虛證) = 大棗 桂枝 芍藥 當歸 木通 甘草 吳茱萸 細辛 生薑

혈색이 나쁘면서 야윈 자로 전신에 냉감이 심하다. 사지 냉증도 심하여 겨울에 동상이 잘 생긴다. 이와 같은 호소를 한다면 이 처방이 좋은 적응이 된다고 생각한다. 복부에서는 차면 복통이 잘 일어나고(疝氣), 腹證에서는 서경인대를 뚫는 통증이 대부분 일어난다.

[한약의 약능] 當歸四逆加吳茱萸生薑湯은 桂枝湯에 當歸 木通 吳茱萸 細辛이 들어간 처방이라고 생각할 수 있다. 當歸는 순환개선(보혈, 혈행작용), 木通은 이뇨, 吳茱萸 細辛은 散寒作用이 있어, 혈행순환을 개선시킨다.

[驅瘀血劑의 합방에 대해서] 항혈전작용을 기대하면서 증상에 맞추어 합방하는 일이 있다(뒤의 viii에서 자세히 언급함)

桂枝茯笭丸(中間證): 上熱下寒이 심한 경우

桃核承氣湯(實證): 변비가 있는 경우. 작용이 너무 강하면 내복량과 횟수를 줄인다.

當歸芍藥散(虛證): 부종 등 水滯경향이 있는 경우

(2) 위험인자에 대한 치료

ⅰ. 단단한 체격에 변비기미 또는 내장비만이 있고, 복부가 불룩 나온 인상

大柴胡湯(實證) = 柴胡 半夏 黃芩 芍藥 大棗 枳實 生薑 大黃

[목표] 내장비만형 체형으로 어느 정도 체력이 있는데 좋다(야윈 체격에는 신중하게 투여). 大黃이 들어가 있는 경우, 설사 등의 부작용이 나타나는 경우도 있어, 투여 전에 환자에게 충분히 설명을 한다. 시판 중인 엑기스제제 중에 大黃이 들어가지 않은 大柴胡湯去大黃도 있다.

[한약의 약능] 柴胡에 진정 항염증 지질개선작용이 있다. 黃芩에는 혈압강하작용 이뇨 진정 및 혈관확장작용, 半夏에는 혈압강하 진정작용, 芍藥은 혈관확장 및 진정작용이 있다.

ii. 비교적 체력이 있으면서 신경질적이며 증상호소가 많은 경우

柴胡加龍骨牡蠣湯(實證) = 柴胡 半夏 桂皮 茯苓 黃芩 大棗 人蔘 牡蠣 龍骨 生薑

[목표] 動悸와 신경과민을 목표로 한다. 흉통 호흡곤란이나 부정수소가 대부분 있다. 빈맥발작에 사용하는 경우도 있다. 근육질이면서 비만 경향이고, 상복부의 근육긴장이 강하다(胸脇苦滿). 대부분 변비이다. 엑기스제제에는 大黃이 포함되어 있는 것도 있고, 아닌 것도 있기 때문에 변비 유무에 따라 구별해서 사용하여야 한다.

[한약의 약능] 柴胡 龍骨 牡蠣에는 진정작용, 黃芩에는 혈압강하작용 · 이뇨 · 진정이나 혈관확장작용, 半夏에는 혈압강하 · 진정작용, 桂皮에는 혈압강하 · 진정 · 혈관확장작용, 茯苓에는 이뇨작용, 人蔘에는 혈압강하 · 혈관확장 · 진정작용, 生薑에는 진정작용이 알려지고 있다.

iii. 비교적 체력이 있고, 上氣기미에 안면홍조하며 정신불안하고 변비경향이 있는 경우

三黃瀉心湯 (實證) = 大黃 黃連 黃芩

[목표] 체격이 중간정도 되면서 붉은 얼굴, 상기나 불안을 잘 느끼기 때문에 변비경향이 있다. 心窩部압통(心下痞硬)이 있고, 코피나 항문출혈 등의 출혈경향이 있다.

[한약의 약능] 黃連은 진정 혈압강하작용, 黃芩은 혈압강하작용 이뇨 · 진정 및 혈관확장작용이 있다.

iv. 비교적 체력이 있으면서 上氣기미에 늘 불안 하는 경우

黃連解毒湯(中間證) = 黃芩 黃連 山梔子 黃柏

[목표] 중간체격에 붉은 얼굴은 아니지만, 불안감이 심할 때

[한약의 약능] 黃芩에는 혈압강하작용 · 이뇨 · 진정 · 혈관확장작용, 黃連 黃柏은 진정 · 혈압강하작용, 山梔子는 혈압강하작용이 있다.

v. 내장비만, 변비가 있으나, 胸脇苦滿은 없는 경우

防風通聖散(實證) = 黃芩 甘草 桔梗 石膏 白朮 大黃 荊芥 山梔子 芍藥 川芎 當歸 薄荷 防風 麻黃 連翹 生薑 滑石 芒硝

[목표] 비만기미로 체력이 충실하고, 변비경향. 胸脇苦滿은 없다.

[한약의 약능] 黃芩에는 이뇨 및 항동맥경화작용 · 지질대사개선작용, 甘草에는 항당뇨병작용 · 항동맥경화작용, 桔梗은 이뇨 · 진정 · 혈당강하작용, 石膏 白朮은 이뇨작용, 山梔子는 지질대사개선작용, 芍藥은 진정 · 혈관확장작용, 川芎은 혈압강하 · 진정 · 혈관확장작용, 當歸는 혈압강하 · 진정 · 혈관확장작용, 薄荷는 진정 · 혈관확장작용, 防風은 혈압강하 · 진정작용, 麻黃은 발열 · 교감신경흥분유사작용 · 혈당강하작용, 滑石은 이뇨작용이 있다. 복수의 한약에서 진정 ·

이뇨 · 혈당강하 · 지질대사개선작용이 보고되고 있다.

vi. 허약체질이면서 피로감을 호소하는 경우

補中益氣湯(虛證) = 黃耆 蒼朮 人蔘 當歸 柴胡 大棗 陳皮 甘草 升麻 生薑

[목표] 허약체질이면서 특히 소화기능이 허약하고, 피로감을 호소하는 하는데 가장 적합하다. 더구나 체력 불문하고 사용할 수 있다.

[한약의 약능] 黃耆는 人蔘과 조합하여 肺를 補하여 肌表를 단단히 하고, 盜汗을 억제한다. 人蔘은 정신안정 · 생리활성부활작용 혈액순환을 개선시킨다.

vii. 고령자로서 야간 빈뇨가 있고, 하반신 허탈감이나 요통을 동반하는 경우

八味地黃丸(虛證) = 地黃 山茱萸 山藥 澤瀉 茯笭 牧丹皮 桂皮 附子

[목표] 특징적인 배뇨이상으로 야간 빈뇨가 있으며, 하반신 허탈감, 냉감이나 지각이상을 동반한다. 이들 증후군을 한방적으로는 腎虛라고 말한다. 타각소견으로서는 하복부연약(臍下不仁)이 있다. 地黃은 소화기증상을 야기할 수 있으므로 위장이 허약한 사람은 1일 1회 정도 감량하며, 식후에 복용하는 등 신경 써야 한다.

[한약의 약능] 地黃은 혈압강하, 山藥 澤瀉 茯笭은 이뇨작용, 牧丹皮 桂枝는 미소순환작용이 있다. 附子는 혈관확장작용 등이 있다.

viii. 항혈전작용을 기대하면서 합방하여 사용하는 처방

이른바 驅瘀血劑(桃核承氣湯 桂枝茯笭丸 當歸芍藥散)과의 병용이다.

① 변비를 동반한 실증환자로서 어혈증후가 나타나는 경우

桃核承氣湯(實證) = 桃仁 桂皮 大黃 甘草 芒硝

[목표] 桂枝茯笭丸證보다 체력이 있으며, 변비가 있는 경우. 변비를 동반한 실증환자에게 사용하는 驅瘀血劑이다. 理氣藥과 瀉下藥이 배합되어 있다. 腹證에서 좌장골부의 저항 압통을 목표로 한다.

[한약의 약능] 桃仁에는 항혈전 · 혈압강하작용, 桂皮는 혈관확장 · 항혈전작용, 甘草에는 진정작용이 보고되고 있다.

② 체력중간정도에서 자반 등의 瘀血증후가 나타나는 경우

桂枝茯笭丸(中間證) = 桂皮 芍藥 桃仁 茯笭 牧丹皮

[목표] 체력은 중간정도 혹은 이 이상. 腹力이 있으며, 臍傍部에 저항 압통을 발견한다. 上熱下寒이나 월경통을 동반하는 일이 있다. 細絡 등이 사지말단이나 뺨 등에 나타나거나, 입술 색과 혀의 색이 자색을 띠는 경우에 사용한다.

[한약의 약능] 桂皮 桃仁 牧丹皮에는 항혈전작용, 桃仁에는 혈압강하작용, 茯笭은 이뇨작용을 가진다.

③ 水滯경향이 있으면서 虛證환자에게 瘀血증후가 나타나는 경우

當歸芍藥散(虛證) = 芍藥 蒼朮 澤瀉 茯苓 川芎 當歸

[목표] 虛證의 驅瘀血劑로서 사용한다. 血虛 水滯 가벼운 瘀血을 사용목표로 한다.

[한약의 약능] 蒼朮 澤瀉 茯苓에는 이뇨작용, 補血藥인 當歸 芍藥과 活血藥인 當歸 川芎으로 구성된다. 부작용으로서 부종성 홍반형 약진이 보고되고 있다.

5) 증례 검토

증례 1. 폐색성 동맥경화증으로 인한 하지궤양에 桂枝茯苓丸과 大柴胡湯이 주효한 예

[환자] 73세 남성

[주 증상] 왼쪽 발 간헐성 파행, 左腫部의 궤양에 의한 냉감과 동통

[과거력] 당뇨병 고혈압 고지혈증

[기타] 기호는 흡연(20세부터 15개/1일 × 25년), 와인 1홉/1일.

[현병력] 폐색성 동맥경화증으로 혈관외과에 통원 중. 2006년 6월, 우대퇴슬와동맥 bypass를 시술 받았다. 그 후, 매우 안정적으로 있었다. 2007년 2월경부터 좌하지도 간헐성파행이 나타나기 시작하였다. 평지 보행에서 기껏해야 150m걸을 수 있었다. 그리고 左腫部궤양과 더불어 제3, 4趾가 피부색이 파랗게 치아노제 (Cyanosis) 현상이 합병되었다. 2007년 4월, 한방진료를 원하여 본원에 오게 되었다.

[소견] 키 163cm, 몸무게 54.8kg. 혈압은 140/90mmHg. 맥박 57/분, 부정맥(-). 안검결막에 빈혈양상, 황달 없음. 흉부는 호흡음정상, 심음도 잡음 없음, 가벼운 부종도 없음. 혈액검사에서 가벼운 신기능저하 (BUN 25mg/dl, Crel. 43mg/dl)와 腎性빈혈 (Hb 8.2g/dl)로 나타났다. 혈관조영에서는 양측슬하에 심한 협착이 보였다 (그림 2).

[한방의학적 소견] 자각증상은 주 증상이외에 변비 쉬피로 냉증 비복근경련. 脈診은 약간 浮하면서 약간 實數, 弦. 舌診은 淡紅色으로 白黃苔로 덮여있었다. 腹診에서 腹力은 약간 實하고, 오른쪽 胸脇苦滿과 양측 가의 복직근긴장이 나타났다. 오른쪽 회맹부와 왼쪽 제방압통, 少腹不仁을 발견하였다.

[경과] 脈診 상 弦脈과 腹診소견에서 少陽病의 陽實證이라고 진단하여, 柴胡劑 중 大柴胡湯, 瘀血소견에서 桂枝茯苓丸을 투여하였다. 이 때, 桂枝茯苓丸은 생약을 산제로 하여 蜂蜜로 버물인 제제를 약국에 특별히 주문하여 사용하였다. 그 다음날, 다리의 찬 느낌과 동통이 소실되었다. 약 4주 동안 궤양이 치유되었다 (그림 3). 치아노제 (Cyanosis) 의 개선도 보였다. Thermography 영상 (그림 4)에서는 말초 온도의 상승을 보였다. 이 후, 한방치료로 안정을 찾았으며, 좌슬와동맥의 90%이상 심한 협착에 대해서는 경피적혈관형성술을 시행하였다. 이 과정에서 한방약 복용은 계속되었다.

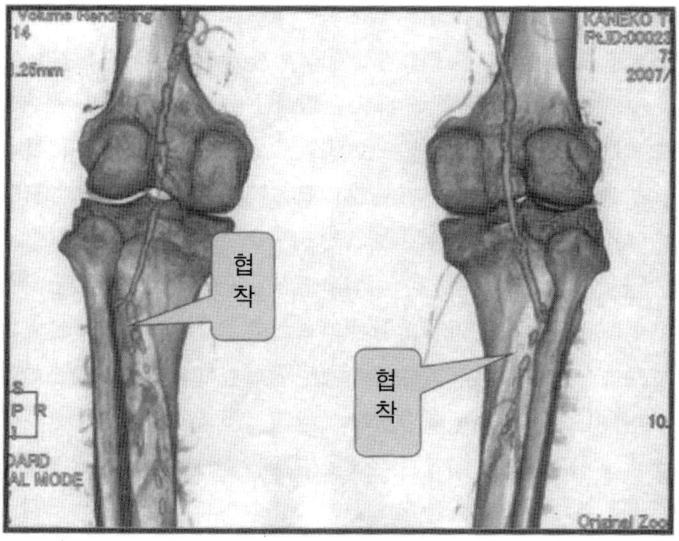

〈그림 2〉 3D-CT 혈관조영

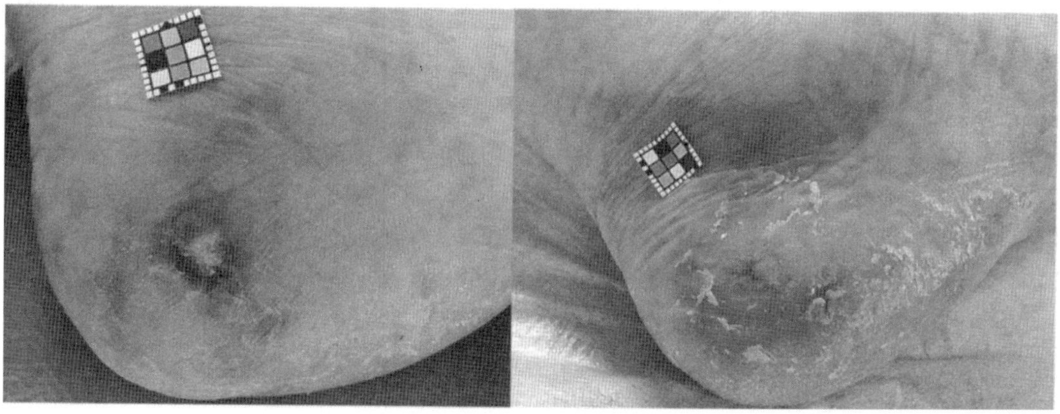

〈그림 3〉 踵部 궤양 (좌측 : 내복약 시작 전, 우측 : 내복약 시작 후 약 4주 후)

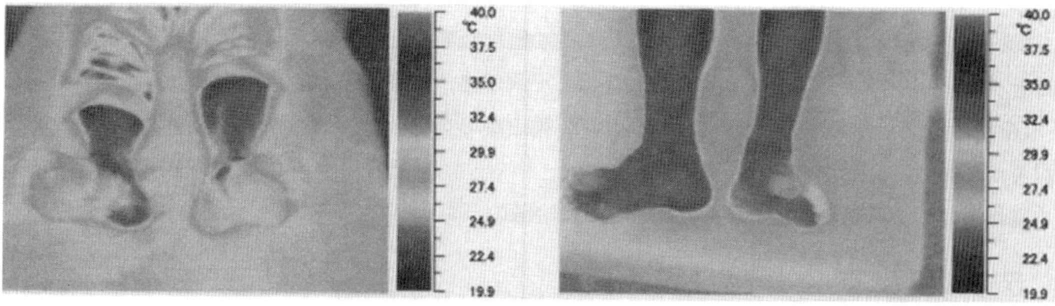

〈그림 4〉Thermography 영상 (좌측 : 내복약 시작 전, 우측 : 내복약 시작 후 약 4주 후)

● 고찰 ●

양측슬와의 고도 협착을 보였지만, 한방약을 복용하자, 협착부나 측부혈행을 매개로 한 말초순환이 개선되어, 자각증상과 타각증상의 개선이 이루어졌다. 협착부의 경피적혈관형성술로 비교적 큰 혈관은 개선시킬 수 있지만, 말초순환개선은 곤란하기 때문에 수술 후에도 한방약의 투여는 의미있다. 특히 柴胡劑는 항염증작용, 驅瘀血劑는 항산화작용도 있기 때문에 혈관내피보호가 기대된다고 생각한다.

[참고문헌]

1）牧田憲太郎：閉塞性動脈硬化症，漢方保険診療指針〔改訂版〕，日本東洋医学会，東京，108-117，1993.

2）並木隆雄：慢性閉塞性動脈硬化，漢方内科，メディカルユーコン，京都，98-102，2007.

3）來村昌紀・他：閉塞性動脈硬化症による間欠性跛行と下肢潰瘍に自家製桂枝茯苓丸と大柴胡湯が著効した一例，日本東洋医学雑誌，60（3），365-370，2009.（症例３の文献）

4）川越いづみ・他：閉塞性動脈硬化症（ＡＯＳ）に当帰四逆加呉茱萸生姜湯が著効した１例，伝統医学，12（2），98，2009.

5）横川晃治：下肢閉塞性動脈硬化症における桂枝茯苓丸の有効性，PROGRESS IN MEDICINE，ライフ・サイエンス，東京，27（11），2639-2647，2007.

4. 폐쇄성 혈전혈관염(버거씨병)

● 요점 ●

ㄱ. 서양의학에서도 치료법이 확립되어 있지 않다.
ㄴ. 금연 등 생활습관 개선과 함께 약물요법
ㄷ. 한방의 적응은 단독사용이든, 양약과의 병용요법이든 모두 좋다.
①소순환부전개선목적으로 구어혈제 사용 ②냉증을 개선 ③동통의 완화
④체질개선 등을 목표로 사용한다.

1) 병태

폐쇄성 혈전혈관염 (Thrombo Angiitis Obliterans)은 원인불명으로 동양인의 20~40세, 즉 비교적 젊은 남성에게 많이 발증하는 사지동맥이 막히는 질환이다. 대부분 본 질환자는 흡연자로서 담배가 확실한 원인인자는 아니지만, 본 질환의 진행과정에 뭔가 관여하고 있다고 알려져 있다. 내막염을 주 병변으로 하는데, 즉 동맥 전층에 걸친 염증질환으로서 이환동맥은 혈전성 폐색을 일으키고, 주위 조직과 강력하게 유착한다.

동맥과 나란히 지나가는 심부정맥 및 피하정맥에도 같은 양상의 혈전성정맥염을 일으키는 경우도 많다. 피하정맥의 혈전성정맥염을 유주성 정맥염이라고 부른다. 병변의 진행은 2차성 혈전의 연속선상에 놓인 경우와 혈관염을 건너뛰는 진행인 두 경우가 있다. 중추측 동맥이 이환되는 경우는 거의 없지만, 때로는 장골동맥, 장기동맥, 관상동맥(심장혈관)에 협착병변을 형성하는 일도 있다.

증상은 거의 足趾冷症, 저림, 창백이 나타나며, 간헐성 파행 (비복근, 족저근)을 호소한다. 그리고 이어서 치아노제, 울혈성 발적, 빛나는 피부, 근육위축 (비복근, 족저근, 수장근군), 탈모가 나타나기도 하며, 여기서 더 진행하면 울혈성궤양을 형성하고, 나중에 괴사에 빠진다. 울혈성궤양은 감염을 일으키기 쉬우며, 안정 시 동통도 심하다. 약 40%에서 정맥염을 동반하며, 피하정맥에 이은 피부는 붉게 되며, 통증도 일으킨다. 자주 나타나는 병변부위는 하퇴족부동맥, 슬와동맥, 천대퇴동맥이다.

2) 서양의학에서의 대응

일본 후생성 특정질환 난치성 혈관염 조사연구반에서 만든 치료방침을 제시한다.

(1) 치료 원칙

①금연권장 (간접흡연을 포함) ②병변부위인 사지을 비롯하여 전신의 보온유지 (寒冷暴露를 피한다) ③병변부위인 사지 청결유지, 구두를 신고 벗을 때 상처가 나지 않도록 주의 ④바르게 걷는 보행훈련 (운동요법)

(2) 약물요법

경증례에서는 경구약물요법 (혈소판응집저해제, 항응고제, 혈관확장제, prostagladin)을 행하며, 중증례에서는 경구약물요법에 더하여 주사용 약제에 의한 치료를 행한다.

(3) 외과치료와 첨단치료

악화례, 중증례에서 약물요법이 듣지 않으면, 혈관조영술을 행하여 혈행재건술이나 교감신경절 차단, 손발가락 절단이 적응되는지 결정한다. 최근에는 혈관내피세포를 증가시키는 증식인자(HGF)의 유전자투여에 의한 혈관신생유전자요법, 또는 혈관재생요법의 난치례에서 자기골수세포이식에 의한 임상연구가 진행되고 있으며, 그 성과가 나오고 있다.

3) 한방의 적응과 치료방침

원인불명으로 치료법도 확립되어 있지 않기 때문에 금연을 한 다음 한방 단독 사용이 가능하다. 한방치료의 사용은 ①미소순환부전개선목적으로 구어혈제 사용 ②냉증 개선 ③동통완화 ④체질개선 등을 목표로 한다.

(1) 驅瘀血劑의 사용

미소순환부전개선이나 항혈전작용을 기대하여 사용한다.

ⅰ. **瘀血이 있으며, 紫斑 등이 보일 때**

桂枝茯笭丸(中間證) = 桂皮 芍藥 桃仁 茯笭 牧丹皮

[목표] 체력 중간정도 혹은 이 이상으로 혈색이 좋다. 腹力이 있으며, 臍傍部에 저항 압통을 발견한다. 上氣와 冷症, 월경통을 동반하는 일이 있다. 細絡 등이 사지 말단이나 뺨 등에 보인다. 입술 색이나 혀가 자색을 띤다.

[한약의 약능] 驅瘀血作用, 즉 혈액점도를 낮추는 작용을 가지며, 미소순환을 개선시킨다. 활성산

소의 억제 등도 보고되고 있으며, 동맥경화 억제효과가 기대된다. 桂皮는 항혈전작용, 牧丹皮는 응고선용계, 특히 응고활성에 대하여 효과가 있다. 茯笭은 이뇨작용, 芍藥은 수렴작용이 있다.

ii. **비교적 체력이 있고(桂枝茯笭丸보다 체력이 있다), 상기경향이며 변비가 잘 생긴다**

桃核承氣湯(實證) = 桃仁 桂皮 大黃 甘草 芒硝

[목표] 변비를 동반한 실증환자에게 사용하는 驅瘀血劑이다. 理氣藥과 瀉下藥이 배합되어 있다. 월경불순 월경곤란이나 두통, 현훈, 어깨결림 등의 수반증상이 있다. 하복부에 저항 압통(少腹急結)이 있다.

[한약의 약능] 桃仁은 응고선용계활성 · 혈압강하작용, 桂皮는 혈관확장작용, 甘草는 진정작용, 芒硝는 緩和作用이 있다.

iii. **桂枝茯笭丸보다 체력이 있으며, 변비가 있는 경우**

大黃牧丹皮湯(實證) = 桃仁 牧丹皮 大黃 冬瓜子 芒硝

[목표] 변비를 동반한 실증에 사용하는 驅瘀血劑이다. 腹證에서 우장골부의 저항 압통을 목표로 사용한다. 대 소변이 시원치 않으며, 급성화농성염증을 동반할 때 사용하면 좋다.

[한약의 약능] 牧丹皮는 응고선용계, 특히 응고활성, 桃仁은 응고선용계의 내, 때로는 선용활성에 작용한다. 大黃 芒硝에는 緩和作用이 있다.

iv. **桂枝茯笭丸證보다 체력이 떨어지고, 水滯경향이 있는 경우**

當歸芍藥散(虛證) = 當歸 川芎 芍藥 茯笭 白朮 澤瀉

[목표] 虛證의 驅瘀血劑로서 사용되지만, 血虛 水滯 가벼운 瘀血을 사용목표로 한다. 이수효과가 있는 생약과 補血藥인 當歸 川芎, 그리고 活血藥인 當歸 芍藥으로 구성된다.

부작용으로서 부종성 홍반약진이 보고되고 있다.

[한약의 약능] 當歸 川芎에는 活血作用이 있으며, 白朮에는 이뇨작용이 인정되고 있다.

(2) 냉증개선

i. **냉증으로 레이노증상이나 동상이 잘 나타나는 경우**

當歸四逆加吳茱萸生薑湯(中間證) = 當歸 桂枝 芍藥 細辛 甘草 木通 大棗 吳茱萸 生薑

[목표] 혈색이 나쁘고 야윈 사람으로 전신의 냉증이 심하다. 사지 냉증도 심하고, 겨울철에 동사이 잘 생기는 경우에 좋다고 알려져 있다. 복부에서는 차면 복통이 생기며(疝氣), 腹證에서는 서경인대를 마찰하면 대부분 아프다고 한다.

[한약의 약능] 桂枝의 혈액응고선용계에 대한 작용, 吳茱萸는 혈액순환에 대한 작용과 칼슘길항작용 등이 보고되고 있다.

ⅱ. 체력이 저하되어 있고, 각종 염증성질환이 장기화 하는 경우

柴胡桂枝乾薑湯(虛證) = 柴胡 黃芩 芍藥 桂皮 牡蠣 甘草 瓜蔞根

[목표] 체력이 저하된 경우에 동계 숨이 참 盜汗 頭汗 등의 증상을 나타내고, 胸脇滿微結(가벼운 胸脇苦滿)이나 제상계가 나타난다.

[한약의 약능] 柴胡에는 중추억제작용, 黃芩 牡蠣 桂皮 甘草 人蔘 乾薑은 진정작용이 보인다.

(3) 동통 완화

ⅰ. 비교적 체력이 있으면서 수체증상이 있는 경우

越婢加朮湯(實證) = 麻黃 石膏 甘草 生薑 大棗 白朮

[목표] 동통완화 목적으로 사용하지만, 수체증상이 있을 때 사용한다. 口渴이 있으며, 부종이나 발한과다, 배뇨이상(다뇨, 핍뇨)을 목표로 사용하면 좋다.

[한약의 약능] 附子 성분인 aconitine에는 진통작용이 들어 있다.

ⅱ. 허약하면서 냉증, 사지 근육통이나 관절통이 있을 때

桂枝加朮附湯(虛證) = 桂皮 芍藥 大棗 生薑 甘草 蒼朮 附子

[목표] 체격이 야위면서 허약함. 盜汗, 냉증, 감기에 걸리면 전신에 탈력감이 일어나고, 惡寒氣가 항상 있다. 보통 때도 복부가 아프며, 사지 근육통이나 관절통이 있다. 여름에도 두꺼운 양말을 신지 않으면 마루 바닥을 걸을 수 없다. 脈은 沈하여 잡기 어려우며 힘이 약하다. 단, 이 처방에는 麻黃이 들어가 있기 때문에 허혈성심질환에 있을 때는 주의하여 사용한다.

[한약의 약능] 桂枝湯에 附子가 들어간 처방으로, 附子의 성분인 aconitine은 진통작용이 있다.

(4) 체질개선(實證)

ⅰ. 체력이 있으면서 변비기미 또는 내장비만이 있고, 복부가 불룩 나온 인상

大柴胡湯(實證) = 柴胡 黃芩 半夏 枳實 芍藥 大黃 生薑 大棗

[목표] 腹力에 탄력이 있어 단단하며, 胸脇苦滿 (자각적으로 季肋下에 느끼는 팽만감과 함께 타각적으로도 저항 압통이 있는 상태)가 있을 때 사용한다 (야윈형에는 신중하게 투여한다). 변비 경향이 있고, 단단한 체격에 내장비만형 체형에 알맞다. 변비 증 개선과 더불어 체중을 줄임으로써 증상개선과 함께 고혈압증 개선이 있다. 大黃이 들어가 있는 경우, 설사 등이 나타날 수 있으므로 투여 전에 충분한 설명을 한다. 엑기스제제에 따라 大黃이 들어가지 않은 大柴胡湯去大黃도 있다.

[한약의 약능] 柴胡에는 진정 · 항염증 · 지질대사개선작용이, 黃芩에는 혈압강하 · 이뇨 · 진정 · 혈관확장작용, 半夏에는 혈압강하 · 진정작용, 芍藥은 혈관확장 · 진정작용이 있다.

ⅱ. 비교적 체력이 있으면서 심계항진 불면 불안 등 신경증상이 있는 경우

柴胡加龍骨牡蠣湯(實證) = 柴胡 半夏 桂皮 茯笭 黃芩 大棗 人蔘 龍骨 牡蠣 生薑(大黃)

[목표] 신경과민증상이 있고, 이를 진정시키는 것을 목표로 한다. 動悸와 흉통, 호흡곤란이나 不定愁訴가 있는 일이 많다. 빈맥 발작에 사용하는 일도 있다. 근육질로 비만경향이 있고, 상복부의 근육긴장이 심하다 (胸脇苦滿). 그리고 대부분 변비경향이다. 엑기스제품에 따라 大黃이 들어가 있는 것과 들어가 있지 않는 제제가 있으므로 변비 유무에 따라 구별하여 사용할 일이다.

[한약의 약능] 柴胡 龍骨 牡蠣에는 진정작용, 黃芩은 혈압강하 · 이뇨 · 진정 · 혈관확장작용, 半夏는 혈압강하 · 진정작용, 桂皮는 혈압강하 · 진정 · 혈관확장작용, 茯笭은 이뇨작용, 人蔘은 혈압강하 · 혈관확장 · 진정작용, 生薑은 진정작용이 알려져 있다.

iii. 비교적 체력이 있으면서 상기경향에 안면홍조가 있고, 정신불안, 그리고 변비가 잘 생기는 경우

三黃瀉心湯(實證) = 大黃 黃連 黃芩

[목표] 중간 정도 되는 체격에 붉은 얼굴, 상기 또는 불안감이 심한데, 변비경향이 있다.

[한약의 약능] 黃連은 진정 · 혈압강하작용, 黃芩은 혈압강하 · 이뇨 · 진정 · 혈관확장작용이 있다. 부작용으로서 간질성 폐렴의 보고가 있다.

iv. 비교적 체력이 있으면서 상기기미에 불안 경향이 있는 경우

黃連解毒湯(中間證) = 黃芩 黃連 山梔子 黃柏

[목표] 중간 체격에 붉은 얼굴은 아니지만, 불안감이 심한 경우

[한약의 약능] 黃芩은 혈압강하 이뇨 · 진정 · 혈관확장작용, 黃連 黃柏은 진정 · 혈압강하, 山梔子는 혈압강하작용이 있다.

(5) 체질개선(虛證)

i. 허약체질로 피로감을 호소하는 경우

補中益氣湯(虛證) = 黃耆 蒼朮 人蔘 當歸 柴胡 大棗 陳皮 甘草 升麻 生薑

[목표] 허약체질로 특히 소화기능이 약하며, 피로감을 호소하는 경우에 가장 잘 맞는다. 더구나 체력에 상관하지 않고 사용할 수 있다.

[한약의 약능] 黃耆 人蔘 柴胡에는 항염증작용이 있다.

ii. 고령자로서 야간빈뇨가 있고, 하반신의 허탈감이나 요통을 동반하는 경우

八味地黃丸(虛證) = 地黃 山茱萸 山藥 澤瀉 茯笭 牧丹皮 桂皮 附子

[목표] 배뇨이상 가운데 야간 빈뇨가 특징적이며, 하반신의 허탈감, 냉증이나 지각이상을 동반한다. 한방적으로 이를 腎虛라 부른다. 타각적 소견으로서는 하복부 연약(臍下不仁)을 발견할 수 있다. 地黃이 소화기증상을 일으키기 쉽기 때문에, 위장이 허약한 경우에는 식후에 복용하게 한다든지, 1일 1회로 양을 줄이는 것이 바람직하다.

[한약의 약능] 地黃은 혈압강하, 山藥 澤瀉 茯笭은 이뇨작용, 牧丹皮 桂皮는 항혈전작용, 附子는 혈관확장작용 등이 있다.

4) 증례 검토

증례 1. 폐쇄성 혈전혈관염에 대하여 大柴胡湯 전탕제와 大黃牧丹皮加減을 사용한 예

폐쇄성 혈전혈관염에 대한 본인의 치험 례가 없기 때문에 후지히라 켄 선생의 증례를 빌려 소개한다. 폐쇄성 혈전혈관염은 혈관조영이나 CT 진단이 나오기 전에는 폐색성동맥경화증(비교적 굵은 혈관에도 병변이 존재)과의 감별진단도 어려웠다. 대부분의 증례들이 이들 감별이 명확하지 않았다. 그러므로 지금 소개하는 것도 예외는 아니다. 그러나 여기에 소개하는 것은 젊은 사람의 증례이기 때문에 동맥경화성병변이기보다는 폐쇄성 혈전혈관염일 가능성이 높다고 생각한다.

[환자] 23세 남성

[주 증상] 左足 제1, 2趾의 동통발작

[과거력] 특히 없음

[가족력] 숙부가 특발성 괴저(거의 폐쇄성 혈전혈관염과 같은 진단)

[현병력] 3년 전부터 좌족 제1, 2지가 가끔 창백하게 되고, 아프다는 것을 느끼기 시작하였다. 1950년 구두 신을 때의 마찰이 제1지 내측에 생기게 되었는데, 이것이 가끔 동통발작을 일으키게 되었다. 외과의의 치료로 개선되지 않고, 차츰 궤양으로 진행되었다. 이 때문에 다른 외과의의 진료를 받았는데, 특발성 괴저라는 진단이 나와 발가락 절단 권유를 받았다. 이렇게 되어 한방치료를 받고자 1951년 1월 리어카를 타고 내원하였다.

[소견] 자각적으로는 동통발작이 심하여 고생하고 있었는데, 특히 야간에 강력한 동통이 있어 울부짓는 소리가 옆집에 들릴 정도였다. 이 때문에 수면장애와 식욕부진도 있게 되었다. 대변은 2일에 1회. 좌족은 발목에서 발등 그리고 발바닥에 걸쳐 아주 심하게 腫脹發赤이 되어 있었다. 좌족 제1, 2지는 고도로 부어 있고, 끝은 궤양이 형성되어 있다. 제2지의 발톱은 탈락하여 뼈가 노출되어 있었다. 제5지도 腫脹發赤되어 있고, 외측은 궤양을 형성하고 있었다.

[한방의학적 소견] 脈診은 弦하면서 약간 浮弱. 舌診은 건조하면서 두터운 白黃苔. 腹診은 心下痞硬, 양측 胸脇苦滿이 심하고, 양복직근의 긴장, 좌제방압통, 우회맹부압통.

[경과] 大柴胡湯, 大黃牧丹皮湯加薏苡仁(芒硝 1g, 大黃 1g) 등과 상처에 바르는 약을 사용했다. 동통에는 芍藥甘草湯을 병용하였다. 이후, 98일 만에 증상이 거의 없어지게 되었다.

● 고찰 ●

거의 확실하게 폐쇄성 혈전혈관염이라고 진단되는 환자에게 증에 맞춘 처방을 하여 개선 된 증례이다. 염증이 심하였기 때문에 腹證 진단에서 大柴胡湯과 항혈전작용이 있는 大黃牧丹皮湯을 사용하였다. 후지히라 켄 선생은 모두 합하여 5명의 폐쇄성 혈전혈관염(특발성 괴저)를 보고하고 있다. 앞서 소개한 증례 이외는 51~63세의 고령이고, 처음 증상이 나타난 것이 1941년 ~1950년 전쟁 중 또는 직후로서 영양불량과도 관계가 있을 수 있다. 그러므로 동맥경화일 가능성은 적다고 추측되기 때문에 폐색성혈전혈관염으로 생각하여 설명한다(단, 미식가나 가족성 고콜레스테롤도 부정할 수 없기 때문에 절대적이지는 않다). 이들 증례는 모두 급성기 괴저가 있는 것으로 少陽病 實證이었다. 大柴胡湯과 大黃牧丹皮湯加減, 桃核承氣湯, 이들을 단독 또는 둘을 함께 사용하여 3개월 남짓 한 동안 개선 내지 치유되었다는 사실이다. 안정기에는 虛證 ~ 中間證에 해당하는 처방의 사용이 고려되어야 한다.

〈참고문헌〉

1) 神　久和：静脈瘤・血栓性静脈炎，漢方保険診療指針〔改訂版〕，日本東洋医学会，東京，104-107，1993.
2) 並木隆雄：閉塞性血栓血管炎，漢方内科，メディカルユーコン，京都，109-114，2007.
3) 秋山雄次・他：レイノー現象に対する塩酸サルポグレラートと漢方方剤（黄連解毒湯あるいは当帰芍薬散）の併用療法について，日本東洋医学雑誌，51（5），1101-1105，2001.
4) 藤平　健：漢方臨床ノート・治療篇，循環器疾患，57-64，創元社，大阪，1988.（症例１）

5. 하지 정맥류

● 요점 ●

- 서양의학적 치료로서는 비수술 치료방법(서포터 스타킹 등)이 가능하지만, 필요에 따라서는 수술을 하기도 한다.
- 한방치료 적응은 보존요법을 희망하는 경우, 서양의학적 치료법과의 병용으로 보다 나은 효과를 원하는 경우 등이 있다.

1) 병태

하지정맥류는 중년 여성들에게 자주 나타나며, 만성적으로 양호한 경과를 따르는 질환이다. 대부분 정맥류 원인은 선천적 또는 가족적 소인이 관계하고 있다. 이 병태로서는 정맥벽의 탄력이 떨어져, 표재정맥에서 심부정맥으로 연결되는 교통지라고 부르는 정맥판에서 폐쇄부전이 일어나기 때문이다. 이렇게 되면 정맥혈류가 느리게 되고, 혈류가 울체하여 정맥 내에 혈전을 만들며, 이것이 계속되면서 정맥염을 일으키기 때문이다.

임상소견으로서는 국소 부위에 무거운 느낌. 腫脹, 열감, 동통, 압통이다. 대부분의 환자는 오래 동안 서 있으면 다리가 쉬 피로해져 무거운 느낌이 든다고 하는 증상을 호소한다. 환자들이 가장 고민하는 것은 정맥이 바깥으로 노출된 흉한 모습이다. 그리고 장시간 기립이나 비만은 하지 정맥류 증상을 악화시켜, 특히 임신 후 비만에서는 복강 내압이 높아짐으로써 악화되는 경향이 있다.

정맥류의 분류에서는 1차적 정맥류는 일반적으로 대복재정맥계 (大伏在靜脈系) 에 많이 나타난다. 2차적 또는 후천성 정맥류는 외상이나 심부정맥혈전증, 염증 등에서 정맥판에 장애가 일어날 때 발생한다. 혈전성 정맥염은 혈류 느림, 혈액응고능의 항진이 유인으로 되고 있다. 정맥류는 때로 표재성 정맥염을 일으키는 경우도 있다. 그러나 이것이 심부정맥까지 파급되거나, 혈전증을 야기하는 경우는 드물다.

2) 서양의학에서의 대응

대부분 정맥류는 비수술적으로 치료가 가능하다. 환자에게는 다리를 들어 올리게 한다 든지, 보행 등에서, 생활습관의 개선과 스타킹 사용 등, 이학요법 등을 지도한다. 그리고 피해야 할 사항으로서는 장시간 기립, 장시간 앉은 자세, 비만, 몸을 조이는 의복 착용 등을 하지 않도록 지도한다. 이와 같은 보존적 치료로서도 증상 개선이 이루어지지 않으면 외과적 근본 치료를 행한다. 외과적 치료는 스트

립핑 (stripping) 이라 하는 정맥제거를 하는 등의 수술요법과 경화요법, 레이저요법이 새로운 치료법으로서 보급되어 가고 있는 실정이다.

3) 한방의 적응과 치료지침

수술을 꺼리는 환자에게 위에서 지적한 서양의학적 보존적 치료를 알려 준 다음, 여기에 덧붙여 더 나은 효과적 치료를 원하는 경우에 한방치료를 사용하여 볼 가치가 있다. 그리고 정맥혈전에서 정맥류 주위에 염증을 발견하는 경우에는 한방의 치료가 뛰어난 효과를 거둘 수 있다. 한방에서의 병태는 瘀血로 본다. 瘀血의 개념은 이른바, 말초순환부전으로 특히, 정맥계 정체, 즉 鬱血에 해당하는 것이다. 그러므로 미소순환계의 정체, 울혈충혈, 혈액점도도 증대, 응고 항진, 혈전, 유착, 섬유화, 증식성병변, 반흔, 혈종 등의 병태가 포함되어 있다.

瘀血은 예전부터 몸 왼쪽에 증상을 나타낸다고 알려져 있다. 그러나 서양의학적 증상과 효과판단에서는 좌우에 관계없이 驅瘀血劑 사용이 이루어진다는 인상이다. 한방약 사용 때는 1주일 정도 복용으로 증상이 경쾌해졌다는 보고도 있지만, 대부분 조기의 증상 경감은 기대하기 어려운 병태이다. 1~2개월 이상 복용한 다음 그 효과를 확인하여 증상이 가벼워지지 않으면 다시 수술을 권할 필요가 있다.

4) 치료처방

驅瘀血劑가 제1선택이다.

(1) 비교적 체력이 있으면서 上氣증상이 있고 변비가 잘 생기는 경우

桃核承氣湯(實證) = 桃仁 桂皮 大黃 甘草 芒硝

[목표] 월경불순 월경곤란 두통 현훈 어깨결림 등이 수반된다. 하복부에 저항, 압통(少腹急結)이 있다.

[한약의 약능] 桃仁은 혈압강하작용, 桂皮는 혈관확장작용, 甘草는 진정작용이 보고되고 있다.

通導散(實證) = 枳實 大黃 當歸 甘草 紅花 厚朴 陳皮 木通

[목표] 월경불순 월경곤란 두통 상기 불면 불안 등의 정신신경증상을 수반하는 경우가 많다. 변비가 잘 생기기도 한다. 桃核承氣湯보다 증상이 더 심한데 쓴다. 瘀血이 원인으로 하복부에 압통이 있다.

[한약의 약능] 當歸는 혈압강하 진정 혈관확장작용, 陳皮 甘草는 진정작용, 紅花는 혈압강하 진정작용, 木通은 이뇨작용이 있다.

(2) 비교적 체력이 있으면서 변비기미에 하복부 통증이 있을 때

大黃牧丹皮湯(實證) = 桃仁 牧丹皮 大黃 冬瓜子 芒硝

[목표] 변비가 있으며, 하복부에 동통 팽만감을 동반하면서 염증을 발견한다.

[한약의 약능] 桃仁 牧丹皮는 驅瘀血作用, 大黃 芒硝는 瀉下作用, 冬瓜子는 排膿作用이 있다.

(3) 체력이 중간정도며, 상기되면서 붉은 얼굴, 하복부에 저항 압통을 발견하는 경우

桂枝茯苓丸(中間證) = 桂皮 芍藥 桃仁 茯苓 牧丹皮

[목표] 정맥류치료의 기본처방으로 瘀血에 대한 대표처방이기도 하다. 체격 중간정도로 腹診에서는 근육긴장이 양호하며, 좌우 하복부에 저항 · 압통을 발견하는 경우에 사용된다. 虛實 體質에 관계없이 瘀血제거 목적으로 기본약으로 사용할 수 있다.

[한약의 약능] 驅瘀血作用, 즉 혈액점도 저하작용을 가지며, 미소순환을 개선시킨다. 활성산소 억제 등의 보고도 있으며, 동맥경화의 억제효과도 기대된다. 桂皮는 항혈전작용, 牧丹皮는 응고선용계, 특히 응고활성에 대한 효과가 있다. 茯苓은 이뇨작용, 芍藥은 수렴작용이 있다.

桂枝茯苓丸의 가감방: 桂枝茯苓丸加薏苡仁, 桂枝茯苓丸加薏苡仁 大黃, 桂枝茯苓丸加大黃으로서 사용한다. 薏苡仁에는 자궁근홍분 이뇨 소염 배농 진통 목적으로 사용된다. 율무라는 이름으로 민간요법에서도 자주 사용된다. 大黃은 자궁수축 하복부충혈 소염 下劑 瀉下藥 항균 항염증 질소대사개선 항정신 등의 작용이 있다.

(4) 비교적 체력이 떨어져 있고, 냉증으로 빈혈경향이 있는 경우

當歸芍藥散(虛證) = 當歸 川芎 芍藥 茯苓 白朮 澤瀉

[목표] 虛證의 驅瘀血劑로 사용되고 있으며, 血虛 水滯 가벼운 瘀血을 사용목표로 설정한다. 전신권태감 사지냉증 두통 현훈 이명 등의 水滯증상이 있다. 여성의 경우, 월경이상(무월경, 월경곤란 등)을 동반하는 일이 많다.

[한약의 약능] 蒼朮은 이뇨 · 진정, 택사는 이뇨작용, 茯苓은 이뇨작용, 川芎은 혈압강하 · 진정 · 혈관확장직용, 當歸 川芎은 보혈작용, 當歸 芍藥은 活血作用이 있다.

(5) 비교적 체력이 떨어져 있고, 수족냉증이나 빈혈경향이 있는 경우

四物湯(虛證) = 當歸 芍藥 川芎 地黃

[목표] 월경불순으로 냉증, 빈혈이 있으면서 피부는 건조경향이고, 복부소견은 臍傍에 복부대동맥 박동을 만져지는 일이 있다. 대부분 다른 처방과 합방하여 사용한다.

[한약의 약능] 當歸 川芎은 혈압강하 · 진정 · 혈관확장작용, 芍藥은 혈관확장작용, 地黃은 혈압강하작용이 인정되고 있다.

(6) 하반신 허탈감과 요통, 냉증, 저림이 있는 경우

八味地黃丸(虛證) = 地黃 山茱萸 山藥 澤瀉 茯苓 牧丹皮 桂皮 附子

[목표] 중년 이후 노인에게 하반신 허탈감이나 요통, 냉증, 저림 또는 배뇨장애(특히 야간빈뇨)가 있는 경우. 타각적으로는 상복부에 비하여 하복부가 연약(臍下不仁)함이 나타난다. 위장장애가 일어나기 쉬운데, 이때는 밤에 1회 복용으로도 좋은 효과가 나타나는 일이 꽤 있다.

아울러 牛車腎氣丸은 八味地黃丸에 牛膝 車前子를 넣은 제제인데, 口渴 부종 등의 水滯경향을 띌 때 보다 좋은 효과를 나타낸다.

[한약의 약능] 地黃은 혈압강하작용, 山藥 澤瀉 茯苓은 이뇨작용, 牧丹皮는 진정작용, 桂皮는 혈압강하 · 진정 · 혈관확장작용, 附子는 혈관확장작용이 있다. 地黃 澤瀉는 ACE저해작용이 보고되고 있다.

(7) 산후 정맥류 발생 예방목적으로

芎歸調血飮(虛證) = 當歸 川芎 地黃 白朮 蒼朮 茯苓 陳皮 烏藥 香附子 牧丹皮 益母草 甘草 大棗 生薑

[목표] 산후에 정맥류발생 예방에 사용하면 좋다. 腹壁이 부드러워 皮下氣腫처럼 물렁물렁한 경우에 좋다.

[한약의 약능] 當歸 川芎은 補血作用, 牧丹皮 香附子는 驅瘀血作用이 있다.

(8) 체력이 중간정도이며, 복부에서 하지에 걸쳐 근육통 관절통이 있는 경우

疏經活血湯(中間證) = 芍藥 地黃 川芎 蒼朮 當歸 桃仁 茯苓 牛膝 陳皮 防風 防己 龍膽 甘草 白芷 生薑 威靈仙 羌活

[목표] 체력이 중간정도 되면서 허리에서 다리에 걸쳐 근육 관절 신경이 아픈 경우에 사용한다. 차면 더 심해진다든지, 아니면 어혈을 동반하는 경우.

[한약의 약능] 當歸 川芎은 補血作用, 桃仁 牛膝은 驅瘀血作用, 芍藥은 근이완작용이 있다.

5) 증례 검토

증례 1. 하지정맥혈전에 桂枝茯苓丸이 주효하였던 예

하지정맥류는 매우 자주 만나는 질환으로 驅瘀血劑 복용이 일반적이다. 그러나 본인은 유감스럽게도 증례에서 극적으로 유용하였던 치험 례를 가지고 있지 않다. 이 때문에 아키바 선생이 경험하여 보고한 하지정맥류에 합병한 증례를 소개하고자 한다.

[환자] 45세 여성

[주 증상] 우하퇴의 유통성 종창

[과거력] 1년 전에 소아 머리 크기의 자궁근종을 적출

[현병력] 이전부터 다리에 하지정맥류가 나타났으며, 몇 일전부터 같은 부위에 有痛性 腫脹이 나나났다. 이 때문에 내원하게 되었다.

[소견] 체격은 약간 비만경향. 안색은 양호. 우하퇴의 심한 종창, 피부는 단단하며 붉은 빛에 광택이 돈다.

[한방의학적 소견] 脈診에서는 弦하며 약간 緊함. 舌診에서 濕한 정도는 보통이면서 白苔가 있다. 腹診에서 腹力은 중간정도, 心下痞硬이 있으며, 하복부 압통에서는 특히 臍傍部에 심한 통증이 나타난다.

[경과] 이상의 瘀血소견을 나타내는 腹診에서 桂枝茯苓丸을 생각하게 되었다. 변비경향이 있어 大黃을 0.5g가하였다. 1주일 후에는 동통이 가벼워졌으며, 보행도 지장이 없게 되었다. 12일 후에는 發赤도 거의 소실되었다. 그러나 촉진에서 우하퇴내측 대복재정맥의 혈전과 여기에 따른 염증으로 생겼다고 생각되는 29cm × 3cm의 띠 모양 물체가 만져졌다. 2개월 복용으로 이 색상물은 가운데 부분 약 5cm만 남기고 줄어들었으며, 4개월 후에는 둘째손가락만 하게 되고, 약 1년 후에는 전혀 만져지지 않게 되었다.

● 고찰 ●

하지정맥류 과거력을 가지고 있는 사람에게 하지정맥혈전을 합병한 증례이다. 여기에 덧붙여 염증을 병발한데 대하여 한방약 전탕제로 개선하였다는 보고이다. 桂枝茯苓丸은 항염증작용이 있으며, 또한 驅瘀血藥도 되기 때문에 항혈전작용도 있다. 색상물은 시간을 두고 용해되었다고 생각한다. 아울러 大黃도 단순히 하제만이 아니고, 항염증작용이 있기 때문에 본 증례의 개선에 촉진적으로 작용하였을 가능성이 있다. 大黃을 사용할 때는 환자에게 설사가 일어날 수 있다는 사실을 충분히 설명하고, 치료를 위하여 필요하다는 동의를 구한다. 의사의 지시에 따르기만 하는 복약준수(compliance)가 아니라, 환자 본인의 책임 하에 복용하는 맞춤복약(adherence)을 염두에 두어야 하는 중요한 사항이다.

[참고문헌]

1) 並木隆雄：漢方治療指針, 下肢静脈瘤, 矢数圭堂・松下嘉一編, 緑書房, 125-126, 1999.
2) 大沢　肇・並木隆雄：下肢静脈瘤, 高齢者のための漢方薬ベストチョイス, 折茂　肇・丁　宗鐵編, 医学書院, 135-139, 1999.
3) 並木隆雄：下肢静脈瘤, 漢方内科, メディカルユーコン, 京都, 103-108, 2007.
4) 秋葉哲生：血栓性静脈炎, 下肢静脈血栓に桂枝茯苓丸料が奏効した１例, 矢数圭堂・松下嘉一編, 緑書房, 125-126, 1999.（症例１の文献）

6. 허혈성 심장질환 (흉통증후군을 포함)

● 요점 ●

[한방치료로 효과가 기대되는 질환]
ㄱ. 기질적 질환이 부정되는 흉통(심장신경통 항목 참고)
ㄴ. 늑간신경통
[한방치료와 서양의학과의 병용으로 효과가 기대되는 질환]
ㄱ. 폐질환: 기관지염 폐렴 흉막염 등
ㄴ. 안정기 허혈성 심장질환; 경증 노작성 협심증, 만성화 심근경색
ㄷ. 상부소화관 관련통; 역류성 식도염 위염 담낭염 등
ㄹ. 대상포진 대상포진후 동통
[서양의학이 우선되어야 할 질환]
ㄱ. 급성 관상동맥증후군: 불안정협심증 급성심근경색
ㄴ. 해리성 대동맥류 대동맥파열
ㄷ. 급성폐혈전색전증
ㄹ. 기타 외과적 치료를 요하는 질환: 기흉 악성종양

1) 병태

허혈성심장질환은 관상동맥의 동맥경화나 관상동맥 연축에 의하여 일과성으로 심근허혈을 일으키는 협심증이다. 이 결과로 심근괴사까지 야기하면 심근경색이라 부른다.

그리고 위의 병태라 있더라도 증상을 동반하지 않은 무증후성 심근허혈도 포함하여 허혈성 심질환이라 부르고 있다.

최근에는 긴급도 분류에서 응급처치가 필요 한가 아닌가 하는 급성 관상동맥 증후군(이전에는 불안정협심증과 급성 심근경색을 포괄한 개념)인지, 아니면 기타 흉통으로 나누는 경우도 있다.

흉통을 일으키는 질환은 심장에 국한되지 않고, 배꼽 위로 상부 장기나 조직을 고려하면 판단하기 쉽다. 표면으로는 뼈 (늑골 쇄골 척추 등), 체표의 신경 (늑간신경통 등), 피부 (대상포진 등), 내장관계로서는 폐 심장 대동맥 및 폐동맥 대정맥 상부소화관(식도, 위 및 십이지장, 간 및 담도계 등)으로 이들이 모두 관련된 동통을 고려하면 질환을 판단할 수 있다.

많은 흉통이 응급의료를 요하는 일부이기 때문에 급성기는 서양의학치료가 중심이 된다. 내복 가능한 시기가 되면 호흡기 순환기질환도 한방의 병용요법이 유용한 경우가 많다.

병태분류로서는 질환의 진행도에 따라 협심증 (노작성 안정시 [관상동맥 연축성 · 이형협심증], 심

근경색 (급성 · 陳久性)으로 된다. 협심증 정의로서는 흉부와 여기에 인접한 부위에 심근허혈 또는 심기능장애로 인하여 일어나는 협심증상에 대한 명칭이다. 그러므로 심근괴사증후군을 동반하지 않는 병태를 가리킨다. 원인은 평소보다 심근산소수요가 많아지는 만큼의 관상동맥 혈류량이 부족하기 때문이다. 협심증에는 발작 유인에 따라, 발작상황의 변화, 발작기전에 의한 것이 있다. 발작기전에는 기질적 관상동맥협착에 기인하는 협심증과 관상동맥 연축성 협심증이 있다.

(1) 노작성 협심증

노작에 의하여 심근산소요구량이 증가함으로서 일과성 심근허혈상태를 초래하고, 흉통을 동반하는 질환이다.

ⅰ. 검사 및 소견

①突然發症의 전흉부絞扼感, 전흉부압박감
②3~5분간 정도 지속 (20분 이상은 지속되지 않는다)
③노작에 의하여 유발되며, nitroglycerin이 유효하다
④발작 시 EKG(심전도)에 ST분절하강
⑤산소 혈액 마커(CK, GOT, LDH, Troponin-T 등)에 이상이 없다

ⅱ. 확정진단

관상동맥조영이나 조영 CT 등에서 관상동맥 협착부위를 확인하는 일이다. 그리고 핵의학검사에서 운동부하에 의하여 T1-201이 심근으로 흘러들어가는 것이 저하되며, 후기 영상에서는 저하된 부위의 T1-201의 완전 재분포현상이 나타나는 등이다.

ⅱ. 치료약물

발작 시: 혀 밑에 녹이는 nitroglycerin 정제
비발작 시: Ca channel blocker β−blocker

ⅲ. 관혈적 치료

경피적 관상동맥 중재술 (PCI) · 관동맥 bypass시술

(2) 안정 시 협심증 (거의 동의어 : 관상동맥 연축성 협심증)

안정 시 협심증 발작. 관상동맥연축이 원인으로 된다. β−blocker는 spasm을 유발할 가능성이 있어 금기이다. 이들 가운데 심전도 상 발작 시에 ST분절상승이 나타나는 협심증을 특히 이형 협심증이라 부른다.

ⅰ. 검사 및 소견

진단 홀터형 장시간 심전도는 운동부하시험이 실시 불가능한 노작협심증, 또는 치료효과 판정이나 예후 추측에 적합하다. 야간에서 이른 새벽에 걸쳐, 특히 이른 새벽에 일어나는 전흉부통증. 발작 시에는 심전도에 ST상승 또는 하강이 보인다. 혈액검사에서 이상은 발견되지 않는다.

ii. 확정 진단

관상동맥 연축으로 심근허혈이 일어나기 때문에 과반수에서는 유의한 기질적 협착을 발견하지 못한다. 관상동맥조영(CAG)에서 acetylcholine 관상동맥 내 주입, 과환기시험, 寒冷昇壓시험으로 유발된다.

iii. 치료법

관상동맥연축에는 Ca channel blocker, 초산약 nitroglycerin (또는 Nicorandil)을 병용한다.

(3) 급성 관상동맥 증후군

급성심근경색, 불안정협심증의 발생병태는 모두 관동맥에서의 plaque파탄, 혈전형성, 내강폐색이다. 이들을 일괄하여 급성 관상동맥 증후군으로 부르며, 응급을 요하는 병태로 분류하고 있다. 이들은 급성기 병태이기 때문에 서양의학적 치료가 우선되어야 하며, 한방의학적 적응은 아니다.

i. 재관류요법

發症 후 6시간이내 또는 흉통 등, 심근허혈증상이 지속되는 경우, 기본적으로는 관상동맥 혈전용해요법 (PTCR : percutaneous transluminal coronary recanalization), 경피적 관상동맥 중재술 (PCI : percutaneous coronary intervention) 등으로 적극적인 관동맥 재소통을 고려하여야 한다. 심근 salvage 양이 많으면 많을수록 예후에 좋은 영향을 기대할 수 있다.

ii. 수술

카테터 등으로 재관류를 기대할 수 없는 때는 CABG(Coronary Artery Bypass Grafting:관상동맥 우회술)를 선택한다.

iii. 예방 생활습관개선

1차적으로 2차 예방을 위하여 생활습관 식생활을 다시 바로 잡는 일이 기본으로 된다. 관상동맥 위험인자로 흡연 고지혈증 고혈압증 당뇨병 비만 운동부족 스트레스 가족력 등이 있다. 이 가운데 가족력 이외에는 개선이 가능한 생활습관이다. 금연, 식사개선(저지방식 · 저염식 · 저칼로리 식사 등), 규칙바른 생활(정기적인 운동, 스트레스 줄이기) 등을 염두에 둔다.

2) 한방치료 적응과 치료지침

흉통에 대해서 胸痺 結胸 懸飮 留飮 心痛 眞心痛 등의 표현이 있다. 胸痺는 가슴이 막힌 듯한 아픈 상태를 말한다. 이것은 협심증이나 심근경색, 천식 등의 증상을 포함한다고 생각된다. 허혈성심질환의 급성기에는 한방치료 적응이 될 수 없다. 그러나 안정기 협심증에서는 관상동맥 조영검사로 평가하여 약물요법의 적응증으로 판단된다든지, 고령에서 약물요법이 좋다고 생각되는 경우에는 양약과의 병용요법도 고려하여 한방약을 사용한다. 기타 흉통 속에는 늑간신경통과 그리고 기질적 질환이 부정되는 경우 (심장신경증 항목 참고) 등이 한방치료 적응군이 된다. 나아가 위험인자 (비만 · 고혈압증 · 당뇨병 등) 제거에 한방약 복용이 유용하다.

안정기 협심증 중에서는 다음과 같은 증을 나타낼 때 한방을 사용하는 경우가 있다.

(1) 비교적 체력이 있으면서 심계항진 불면 불안 등의 신경증상이 있는 고혈압증

柴胡加龍骨牡蠣湯(實證) = 柴胡 半夏 桂皮 茯苓 黃芩 大棗 人蔘 龍骨 牡蠣 生薑 (大黃)

[목표] 잘 놀래고, 초조감, 불면, 동계에 더하여 식사부진 오심 북부팽만 등을 동반하는 경우. 복부의 박동이 심하며, 근육질로 비만경향이 있다. 상복부의 긴장감이 심하다 (胸脇苦滿). 舌質은 紅, 舌苔는 약간 황색으로 膩苔, 脈은 弦. 대부분 변비경향이다. 엑기스제제에 大黃이 들어 간 것과 들어가지 않은 종류가 있으므로 변비 유무에 따라 구별해서 사용해야 한다.

[한약의 약능] 柴胡 龍骨 牡蠣에는 진정작용, 黃芩에는 혈압강하 이뇨 · 진정 · 혈관확장작용, 半夏는 혈압강하 · 진정작용, 桂皮는 혈압강하 · 진정 · 혈관확장작용, 茯苓은 이뇨작용, 人蔘은 혈압강하 · 혈관확장 · 진정작용, 生薑은 진정작용이 알려져 있다.

(2) 체력이 없고, 동계를 호소하는 경우

柴胡桂枝乾薑湯(虛證) = 柴胡 黃芩 瓜蔞根 桂皮 牡蠣 甘草 乾薑

[목표] 비교적 체력이 저하된 사람이 안색이 불량하고, 피로권태감이 있으며, 동계를 호소한다든지, 아니면 증상이 있는 경우 柴胡加龍骨牡蠣湯證과 비슷하다. 柴胡桂枝乾薑湯은 잘 놀래고, 초조감, 불면, 식사부진, 오심, 복부팽만, 복력이 부족하고, 복부에서 대동맥박동이 항진되어 있는 경우에 사용한다. 胸脇苦滿은 대부분 확실하게 나타나지 않는다. 그리고 많은 경우에 오한 미열 盜汗 口渴을 동반한다.

[한약의 약능] 柴胡에는 중추억제작용, 黃芩 牡蠣 桂皮 甘草 人蔘 乾薑에는 진정작용이 알려져있다.

(3) 신경증경향이 있으며, 인두부에 違和感이 있는 경우

半夏厚朴湯(中間證) = 半夏 茯苓 厚朴 蘇葉 生薑

[목표] 신경증경향이 있다. 실제로는 막고 있는 그 어느 것도 없는데 불구하고, 인두부에 뭔가 막

혀있는 느낌 (매핵기 咽中炙臠) 이 있는 것이 특징적이다. 본 처방은 氣를 움직이고, 水를 움직이는 작용이 있다. 상복부보다 상부증상(답답함 오심 구토 딸꾹질 트림 해수 객담)에 유용하다.
[한약의 약능] 半夏 厚朴 蘇葉 生薑에 진정작용이, 茯笭에는 이수작용이 있다.

(4) 心窩部에서 등까지 미치는 협심증유사 흉통(소화기증상일 때도 있다)

當歸湯(虛證) = 當歸 半夏 桂皮 厚朴 人蔘 黃耆 山椒 甘草 乾薑
[목표] 냉증으로 혈색이 나쁘고, 흉배에 한냉을 느끼면서 아픈 경우. 복벽 긴장이 약하다. 상복부에 가스가 있으며, 흉부를 압박하는 경향이 있다.
[한약의 약능] 심장에 대한 직접작용보다 소화기에 대한 작용이 주체로 된다. 半夏 人蔘은 健胃 항궤양작용, 黃耆에는 보기 항염증작용, 山椒는 복부를 따뜻하게(溫中) 하며 진통시킨다. 즉, 혈류증가작용과 진통작용이 있다. 桂皮 厚朴은 기를 움직이게 하여 소화관 운동을 촉진시키며, 腹滿을 개선한다.

(5) 참고

ⅰ. 括蔞薤白白酒湯 括蔞薤白半夏湯 括蔞薤白桂枝湯 기타 처방
엑기스제는 없지만, 흉배부통과 호흡곤란, 천명 등의 증상이 있는 협심증 또는 심부전에 사용하면 좋다고 알려져 있다. 위의 세 처방 감별은 括蔞薤白白酒湯에 비하여 括蔞薤白半夏湯은 보다 통증이 심한데 사용하며, 括蔞薤白桂枝湯은 끼워 넣는 듯이 아픈 통증에 사용한다. 적응질환은 허혈성 심질환 외에, 흉막염 기관지염 늑간신경통 위궤양 담석발작 등에 사용한 보고가 있다 (필자 본인은 사용경험이 없지만, 한마디 덧붙인다면 허혈성심질환의 급성기에는 nitroglycerin 등의 사용이 바람직하다고 생각한다).
늑간신경통에서는 柴胡桂枝湯 當歸湯 人蔘湯 등이, 그리고 대상포진 때는 葛根湯 大柴胡湯 十味敗毒湯 小柴胡湯 眞武湯 桂枝加朮附湯도 고려된다.

4) 증례 검토

증례 1. 當歸湯 엑기스제제가 유효하였던 협심증

[환자] 50세 여성

[주 증상] 좌전흉부통

[가족력] 어머니가 급성심근경색

[과거력] 48세 때 고지혈증

[현병력] 1998년 봄부터 비노작 시에 흉부증상이 나타나 7월에 근처 의원에서 진료받음. 협심증 가

능성으로 nitroglycerin을 처방받았다. 발작 시에 2회 사용하여 유효하였다. 전문의 진료를 희망하여 8월 중순에 인근 종합병원에서 초진 받음. 초진 시. 순환기 전문의에 의하면 발작 시 nitroglycerin의 반응이 있었기 때문에 협심증 가능성을 진단받았다. 고지혈증이 합병되었기 때문에 statin계열 항고지혈증치료제 및 항혈소판제인 아스피린, 그리고 Ca channel blocker를 복용하기 시작하였다. 그러나 아스피린으로 담마진이 나타나서 중단하였다. 게다가 Ca channel blocker 사용하에서 nitroglycerin이 유효하였던 흉통이 자주 나타나서, Ca channel blocker를 초산약으로 변경하였다. 같은 해 10월에 관상동맥검사를 시행하자, 관상동맥에 유의한 협착은 발견되지 않았다. Acetylcholine 관상동맥투여로 인한 관상동맥 연축유발도 나타나지 않았다. 그러나 흉통이 있었기 때문에 미소혈관협심증으로 진단되었다 (그림 5, 6). 초산약, Ca channel blocker, 관상동맥혈관확장제 (Nicorandil) 을 사용하게 되었다. 그러나 이명, 혈압저하, 두통이라는 유해사상이 나타나서 내복중지로 되었다.

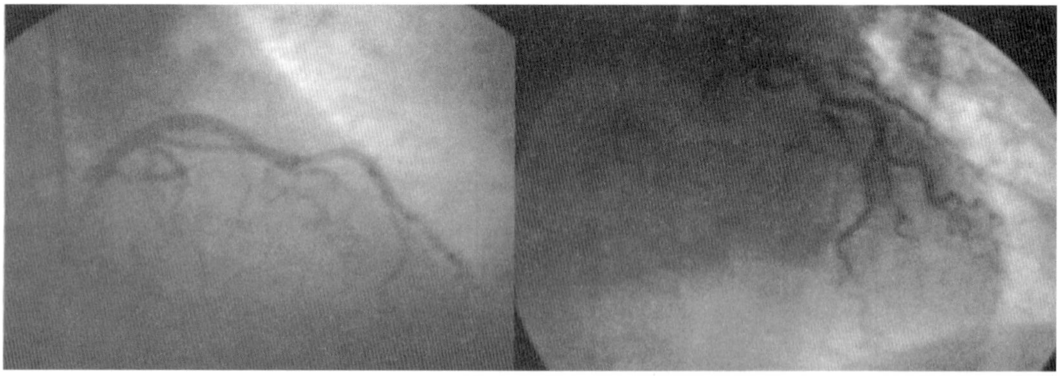

〈그림 5〉 좌측: 좌 관상동맥 조영 (nitroglycerin 관상동맥 주입 전). 우측: 좌 관상동맥 조영 (nitroglycerin 관상동맥 주입 후)

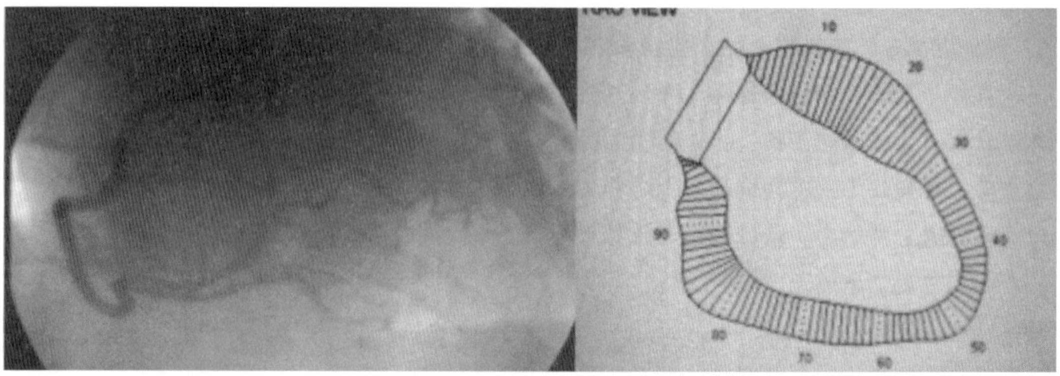

〈그림 6〉 좌측: 우 관상동맥 (nitroglycerin 주입 후 → 유의한 협착이 보이지 않음). 우측: 좌 심실조영 (벽 운동 이상을 보이지 않음 → EF 67.2%)

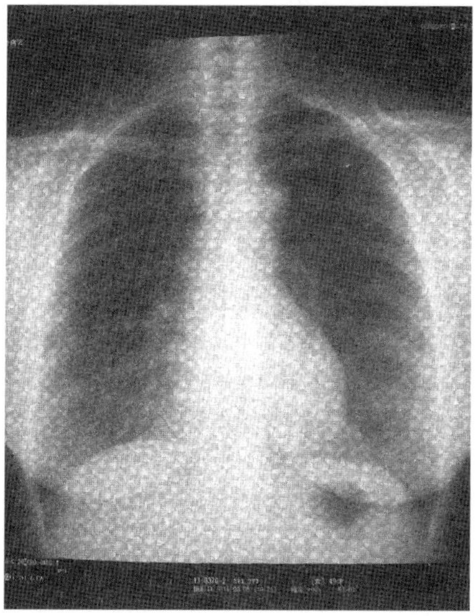

〈그림 7〉 흉부 XP

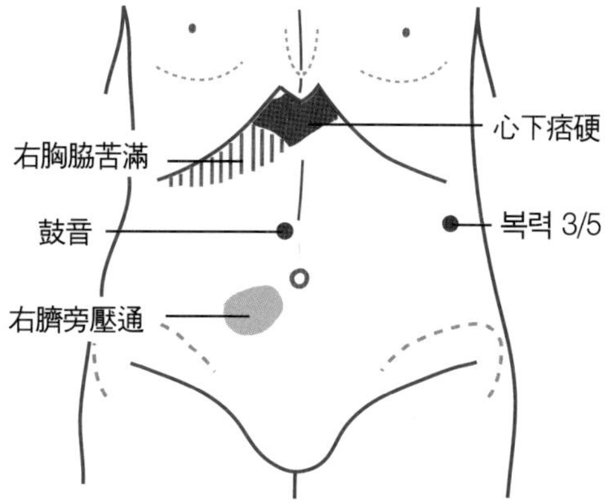

〈그림 8〉 腹診

〈표 8〉 검사소견

WBC	4700/㎕
Hb	13.4g/dl
Plt	25.9만/㎕
BS	99mg/dl
HbA1c	5.7%
TP	7.6g/dl
Alb	4.6g/dl
Tchl	182mg/dl
TG	90mg/dl
LDL	106mg/dl
BUN	15mg/dl
Cr	0.81mg/dl
Na	143mEq/dl
K	4.2mEq/dl
Cl	105mEq/dl
요단백 (−)	
요당 (−)	
요잠혈 (−)	

이상의 경과에서 허혈성심질환에 직접 작용하는 약제의 정기적 사용은 곤란하다고 판단하였다. 그래서 statin계 항고지혈치료제와 발작 시에 nitroglycerin 임시복용으로 대응하도록 했다. 같은 해 10월 하순까지 다시 nitroglycerin이 유효하였던 흉통발작이 2회 있었기 때문에 한방약 병용을 검토하기에 이르렀다.

[소견] 키 155cm, 몸무게 59.8kg. 체온 36.7도, 혈압 128/80mmHg, 맥박은 76/분 부정맥(-). 혈액검사에서는 이상이 발견되지 않았다 (표 8). 앞서 다녔던 의원의 흉부 X선 (그림 7).

[한방의학적 소견] 자각소견: 낮에 졸린다, 잘 놀란다, 일어설 때 어지럽다, 갑자기 가슴이 두근거린다, 배가 팽만하다, 배에 꼬르륵 소리가 난다, 소변이 많다. 타각소견: 안색은 불량한데 약간 청백색이면서 물살 형. 脈狀은 약간 沈 虛 약간 小. 舌診에서는 淡白紅 微白苔 가벼운 齒痕舌. 腹診은 腹力 3/5 心下痞硬 右胸脇苦滿 左臍傍壓痛 鼓音이 있다. 테라사와의 氣血水 스코어: 氣虛 점수는 36점, 氣逆점수는 27점, 氣鬱점수는 35점, 瘀血점수는 13.5점, 血虛점수는 12점, 水滯점수는 22점.

[경과] 자각증상으로서 흉통에 복만감이 더해졌다는 것, 그리고 氣虛 및 氣鬱(滯) 점수가 높다는 사실에서 當歸湯 엑기스제를 시작하였다. 1개월 후 재진 때는 當歸湯 복용 때 있었던 腹滿感이 사라졌다. 腹診에서도 鼓音이 없어졌다. 같은 해 11월부터 ~ 다음 해 2월까지 흉통은 나타나지 않았으며, 이른 봄에 1, 2회 나타났을 뿐이다. 그 이후 nitroglycerin이 필요한 흉통은 전혀 없이 순조로운 경과이다. 나중에 알게 된 사실이지만, 발작이 일어난 시기에 남편의 입원 등 마음이 몹시 피로하였던 원인이었던 것 같다.

● 고찰 ●

當歸湯은 『千金方』 卷 13에 心臟篇 心腹痛門 第6(일설에는 『小品方』 第1卷. 右治心痛腹脹滿冷痛諸方)에 (천금방 원문 내용 없음) 실려 있다. 그 내용을 보면 흉복부의 각종 질환, 호소증상 즉, 심장신경증, 늑간신경통의 흉부질환, 기타 소화성궤양 만성위염 등의 복부질환에 사용된다. 본 증례에 대하여 當歸湯 투여로 흉통의 안정을 얻은 것과 더불어 腹滿感 · 鼓音 개선이 이루어졌다. 소화관가스의 정체는 테라사와의 氣鬱(氣滯)스코어 양성이었다는 사실에서 當歸湯으로 개선되었다고 할 수 있다. 이것은 한방의학에서 말하는 기체에 의한 증상이었다고 판단할 수 있다. 氣滯를 當歸湯 구성 한약 중 厚朴 半夏 등의 기제가 개선시켰다고 말할 수 있다. 아사다소하쿠 선생은 『勿誤藥室方函口訣』에서 「이 처방은 心腹冷氣絞痛이 어깨, 등까지 미칠 때 그 통증을 치료 한다」고 해설하고 있다. 心腹兩者에 관련하여 냉증과 배부로 향하는 동통을 사용목표로 설정하고 있다. 흉통에 사용하는 처방이라고 하기 보다는 복부에 대한 효과가 있는 경우, 이것이 간접적으로 흉통에도 잘 듣는 처방이라고 이해하면 될 것 같다.

표 9에 흉부증상에 관련하여 그 증후, 병명에 當歸湯이 잘 들었다는 보고를 정리하여 놓았다. 이 가운데 협심증은 세 보고에 불과하다. 當歸湯 총 사용수가 명확하지 않아 정확한 숫자로서 말할 수 없지만. 타카야마의 보고에서는 여성에게 보다 잘 듣는 경향이라고 한다. 임상에서 참고해 볼 만하다.

〈표 9〉 흉부증상에 관련한 증후. 병명이 當歸湯으로 개선된 증례보고 례

발표자	증례 (성별) · 효과		문헌번호
大塚 敬節	협심증 1/1 MT	협심증樣 흉통 2/2 (M, F)	1), 3)
高山 宏世	협심증 4 (M : F = 0 : 4) /9 (M : F = 3 : 6) 기관지염, 만성간염 0/1, 위염 늑간신경통, 배근통, 전흉부통 2/2		2)
矢部 晃作	흉통 (비협심증)	12 (M : F = 7 : 5) /13 (M : F = 7 : 6)	4)
丹羽 靖	흉통 (비협심증)	*1/1 F	5)
寺澤 捷年	전흉부통	*1/1 M	6)
鈴木 滋	대상포진 후 흉통	13 (M : F = 1 : 12) /15 (M : F = 2: 13)	7)
松田 邦夫	협심증	1/1 M	8)
葛西 浩史	흉통 (비협심증)	*1/1 F	9)
恩田 芳和	배 · 흉부통	1/1 F	10)
	M : 남성, F : 여성. *腹滿感 · 트림 · 가스저류. 숫자는「當歸湯 유효예 수/當歸湯 사용예 수」		

[참고문헌]

1) 大塚敬節：漢方診療三十年，50～51，創元社，大阪，1959.

2) 高山宏世：当帰湯とその応用，福岡医師漢方研究会会報，3，1～8，1982.

3) 大塚敬節：漢方の珠玉，342，自然と科学社，東京，2000.

4) 矢部晃作：狭心症様疼痛に対する当帰湯の使用経験，漢方診療，6，31～33，1987.

5) 丹羽　靖：当帰湯が奏効した1症例，漢方診療，13，24，1994.

6) 寺澤捷年：当帰湯が奏効した前胸部痛の一例，カレントテラピー，8，2080～2082，1990.

7) 鈴木　滋：帯状疱疹による胸背部痛に対するツムラ当帰湯の使用経験，10，25，1991.

8) 松田邦夫：症例による漢方治療の実際，48～51，創元社，大阪，1992.

9) 葛西浩史：当帰湯が奏効した胸痛の1症例，心身医療，7（8），1086，1995.

10) 恩田芳和：当帰湯が著効を示した背・胸部痛の1例，痛みと漢方，7，46，1997.

11) 坂口佳司：虚血性心疾患，漢方保険診療指針〔改訂版〕，日本東洋医学会，東京，82-86，1993.

12) 並木隆雄：動脈硬化・虚血性心疾患，高齢者のための漢方薬ベストチョイス，折茂　肇・丁宗鐵編，医学書院，125-128，1999.

13) 並木隆雄：虚血性心疾患，漢方内科，メディカルユーコン，京都，82-87，2007.

14) 並木隆雄：当帰湯エキス製剤で管理し得た西洋薬が使用困難だった微小血管狭心症の1例，漢方の臨床，56（12），2071-2075，2009.（症例1の文献）

7. 울혈성 심부전

● 요점 ●

급성기에 경구투여가 곤란한 경우에는 양약의 정맥주사에 의존 한다
경구투여가 가능한 경우라도 기본약은 양약의 내복이 주체가 된다. 병용요법에서 한방처방 사용 가능이 있다.
경구투여를 할 수 있는 시기에 한방약 추가가 가능한 병태는 다음과 같다(유효한 경우가 있는 병태)
ㄱ. 증상을 없애기 위하여
ㄴ. 양약만으로 목표로 하는 이뇨작용이 이루어 지지 않을 때
ㄷ. 부작용으로 양약을 정해진 만큼 사용하지 못할 때
ㄹ. 양약만으로 치료의 한계가 나타날 때

1) 병태

울혈성 심부전은 병명이 아니고, 증후군으로서 심장의 수축부전 또는 심혈관계 장애에 의하여 심장에서 혈액을 충분히 뿜어내지 못하여 생기는 병리적 상태이다. 분류로서는 부위에 따라 좌심부전, 우심부전, 양심부전이 있다. 그리고 시간적으로는 급성 심부전과 만성 심부전으로 나뉜다. 심박출량에 따라 저박출성과 고박출성 심부전으로 등으로 분류된다. 좌심부전 증상으로서는 폐순환계의 압상승으로 운동 시 숨이 차고, 발작성 호흡곤란, 야간발작성호흡곤란, 기좌호흡, 심장천식, 핑크색 거품 가래, 치아노제가 있다. 심원성 쇼크에 이르면 심박출량 저하부터 가벼운 또는 중증의 혈압저하, 빈맥을 야기 시킬 수 있다. 나아가 여기에 동반하여 말초순환 부전 징후로서 안면창백, 차디 찬 피부와 식은 땀, 핍뇨, 의식혼탁 등을 일으킨다. 진단으로서는 청진 상, 폐야의 습성 라음 (moist rale), 빈맥, Ⅲ음 · Ⅳ음이 들어간 이른바 분마조율 (奔馬調律) 등을 발견한다. 대부분의 경우, 흉부 X선 사진 상에서는 심장확대와 폐울혈 상, 심장 초음파에서 심장확대와 심장벽 운동 저하를 발견한다.

우심부전은 정맥압상승 때문에 전신 부종, 간종대 등의 울혈증상을 일으키고, 식욕부진, 매슥거림, 구토, 복부팽만감 등이 나타난다. 그리고 부종과 요량감소에 의한 체중증가가 보인다. 순수한 우심부전으로 시작되는 일은 극히 드물다. 그러므로 울혈성심부전은 거의 대부분 좌심부전에서 우심부전으로 파급되는 양심부전이 원인으로 된다. 이러한 병태는 심음, 맥박, 정맥압측정, 흉부 X선촬영, 심장초음파의 심장확대 또는 하대정맥의 확대 등으로 진단하는 것이 가능하다.

2) 서양의학에서의 대응

급성심부전에서는 급성심근경색, 고도방실블럭, 심실빈맥증, 심장 탐포네이드 (cardiac tamponade), 폐경색 (pulmonary infarction) 등의 원인으로 일어나기 때문에 이들 각각에 대하여 특수한 치료를 하게 된다. 심원성 쇼크에서는 經靜脈的 강심제나 이뇨제 등의 사용, 약제의 반응이 없을 때는 대동맥내 풍선펌프 (IABP : intra aortic balloon pump) 등의 보조순환을 사용하는 일도 있다. 급성기를 탈출한 환자나 만성기 환자에게는 기초질환 치료와 심부전 악화인자 제거에 노력하여야 한다. 비약물요법으로서는 안정, 식염제한, 수분제한이 있다. 약물요법으로서는 수축부전 개선목적으로 강심제인 디기탈리스 (digitalis)나 카테콜라민 (catecholamin)을 사용하고, 前負荷를 제거하기 위해서는 이뇨제 투여와 함께 안지오텐신 변환효소 저해제 (ACE-I), 안지오텐신 수용체 저해제 (ARB), 때로는 교감신경 β 차단제 (소량부터)를 경구개시 후 빠른 시일 내 사용한다.

3) 한방치료 적응과 치료방침

급성기에는 한방약 복용이 곤란함과 더불어 내복 가능한 시기가 되더라도 생명예후 등 연장시키는 근거는 현재로서는 양약밖에 없기 때문에 원칙적으로 한방치료적응은 되지 않는다. 현 시점에서 한방약 치료 대상은 보조요법으로서 증상을 완화 시키는 목적 내지 서양의학 치료에 병용할 때 등이다.

치료방침은 급성기에서 경구곤란한 경우에는 양약의 정맥주사, 또는 경구 가능한 경우에도 기본적으로 내복 양약이다.

경구 가능한 시기에 한방약의 추가가 가능한 경우는 ① 증상의 경감목적 ② 양약만으로는 목적하는 바의 이뇨작용이 이루어지지 않을 때 ③ 양약의 부작용으로 충분한 약을 사용할 수 없는 경우 등이다.

내복약을 먹을 수 있고 나서 사용 할 수 있는 경우, 强心作用이 있는 木防己湯이 있다. 현실적으로 양약의 디기탈리스제를 병용하면서 한방적인 심부전 치료를 행한다. 한방의학에서는 수술치료 등과는 달리, 근본치료는 할 수 없기 때문에 수술 적응 병태에서는 만약 심부전이 소강상태를 유지하면 수술도 검토한다. 그리고 신약의 이뇨제는 그 작용이 강력하지만, 전해질이 깨질 가망성이 많은 결점을 안고 있다. 한방약에서는 전해질의 변화가 그렇게 쉽게 이루어지지 않는 이점이 있다. 五苓散의 이뇨작용은 체내 수분양이 많을 때에만 유효하며, 정상인에게 이뇨작용은 기대할 수 없다는 등의 보고도 있는데, 이런 결과는 합목적이라고 생각된다.

4) 치료 처방

(1) 증상경감목적

기본적으로 양약을 사용하고 있더라도 천명이나 咳嗽, 呼吸促迫이 있는 경우에는 병용한다.

木防己湯(實證) = 石膏 防己 桂皮 人蔘

[목표] 자각적으로 心下部가 막힌 듯이 느껴지고, 타각적으로는 여기를 누르면 단단하고(心下痞堅), 안색이 蒼黑, 천명이나 해수 호흡촉박이 있는 경우에 사용한다. 나아가 기좌호흡, 부종, 소변감소가 있으며, 대부분 입이 마르다. 부정맥이 있을 경우에는 악화할 가능성이 있기 때문에 심전도 등으로 주의 깊게 모니터링할 필요가 있다.

[한약의 약능] 木防己湯의 기전은 참개구리 (Rana nigromaculata) 의 적출 심장에서 심장박동수의 저하와 뚜렷한 수축증대, 그리고 심방근 활동전위의 대폭적인 연장을 보여주었다. 모르모트 單離 심실근에서는 활동전위의 연장 그리고 칼슘 전류의 증대를 나타내고 있다. 石膏는 주성분인 함수유산칼슘 ($CaSO_4 \cdot H_2O$) 이 수분제거를 행하며, 적출관류 심장표본에서의 심장운동 항진, 근육의 전기자극시 근 수축력, 그리고 지속시간의 증대를 나타내고 있다. 防己는 항염증작용, 桂皮는 혈관확장작용의 보고가 있다[11].

(2) 양약 복용으로 목표한 利尿가 이뤄지지 않는 경우

양약의 루프(loop) 이뇨제(프로세마이드(furosemide) 등), 항알도스테론제 등을 사용하더라도 이뇨 목표치에 도달하지 못하거나, 하지 부종이 없어지지 않을 때에는 추가로 사용하면 효과를 나타낼 때가 있다.

口渴 및 소변감소가 있을 때에 이뇨증강 목적으로 병용한다.

五苓散(中間證) = 澤瀉 蒼朮 猪苓 茯苓 桂皮

[목표] 口渴 및 소변감소를 주 증상으로 나오는 경우에 부종, 오심, 구토, 두통, 현훈 등의 水滯증상이 있는 경우에 사용한다. 타각적으로는 心窩部를 누르면 대부분 振水音을 발견한다. 이뇨를 시키므로 하지 부종, 복만감 (간울혈) 등을 개선시킨다.

[한약의 약능] 五苓散은 체액이 부족하고 있을 때는 이뇨를 억제하여 체액유지를 꽤하며, 역으로 체액이 과잉되면 이뇨를 촉진한다는 보고가 있다. 澤瀉 蒼朮 猪苓 茯苓에 이뇨작용이 보고되고 있다.

(3) 양약의 부작용으로 충분한 양을 사용할 수 없는 경우

양약의 이뇨제라도 소량에서 급속하게 효과가 나와, 특히 복용 직후 자주 소변을 보는 경우에는 五苓散으로 그 작용을 느리게 함으로써 삶의 질을 떨어지지 않게 하는 경우도 있다. 양약의 이뇨제는 이뇨

양이라는 점에서는 대부분 한방약보다 효과가 강하지만, 증례에 따라서는 병용으로 증가, 상승효과를 나타내는 경우도 있다. 부작용도 적기 때문에 경구투여가 가능하다면 시도해 볼 만하다고 생각한다.

5) 증례 검토

증례 1. 호흡기 질환에 합병한 우심부전에 木防己湯이 주효하였던 예

[환자] 68세 남성

[주 증상] 숨이 차다 (병명 : 폐기종 만성기관지염 우심부전)

[과거력] 수년 전부터 폐기종 진단을 받았다.

[기타] 기호로서 흡연 (20세부터 현재까지 20개/일)

[현병력] 평소에도 감기에 잘 걸려 1년에 2~3번 정도 임시로 통원치료를 하고 있었다. 이때 X ray에서 폐기종 진단을 받아왔다. 그러나 자각증상은 없었기 때문에 정기적인 치료는 하지 않고 있었다. 며칠 전에 노작 시 숨찬 증상 (New York Heart Association Class II)이 나타나서 순환기 내과에 내원함.

[소견] 키 158cm, 몸무게 48kg. 혈압 110/68mmHg. 맥박은 104/분, 부정맥(-). 흉부 X ray에서 심흉비 42%, 滴狀心(심장 하수), 심전도는 低전위를 나타내었다. 심장 초음파에서는 좌심계에 이상은 없고 (EF 54%), 우심계의 가벼운 확대, 하대정맥은 호흡성에 변동은 있었지만, 가벼운 확대를 보였다. 체격은 야윈 편, 안색은 약간 불량, 흉부청진에서 심음 · 호흡음에 이상은 없다.

[한방의학적 소견] 脈診은 數脈으로 虛實 중간. 舌診은 가벼운 暗赤色, 가벼운 腫大, 齒痕은 없으며, 건조한 微白苔. 腹診은 간종대 없으며, 心下痞硬 (心窩部에 저항), 가벼운 胸脇苦滿 (좌>우), 하퇴부종 없음.

[진단] 폐기종과 여기에 동반한 가벼운 우심부전

[경과] 흡연에 대한 금연을 지도. 心下痞硬을 목표로 木防己湯을 처방함. 7일 후에 숨이 차는 정도는 초진 시에 비하여 7/10정도로 되었으며, 4주 후에 거의 사라졌다.

● 고찰 ●

木防己湯은 『金匱要略』의 痰飮咳嗽病脈證幷治 第12에 「膈間支飮 其人喘滿 心下痞堅 面色黧黑 其脈沈緊 得之數十日 醫吐下之不愈 木防己湯主之」로 나와 있다. 흉수가 원인으로 喘鳴이 있으며, 안색이 불량한데 사용된다. 心下痞堅은 心下痞硬과 같은 정도일까, 아니면 더 나아가 心下가 단단하다고 생각한다면 이번 증례와 딱 들어맞는다고 할 수 있다. 일반적으로 우심부전에서는 이뇨제가 사용되지만, 혈액농도 등에서 BUN, Creatinine, Uric acid 등의 상승이라는 부작용이 나오기 쉽고, 노인들에

게 사용하기에는 부담스럽다. 木防己湯의 작용기전 중 하나로서 주로 이뇨작용이 알려져 있는데, 급속히 혈액이 응축되는 인상은 없어 사용하기 쉽다.

증례 2. 좌심부전(확장성 심근병증)에 茯苓杏仁甘草湯(전탕제)이 효과 있었던 예

본 증례는 필자 자신의 경험은 아니지만, 가벼운 利水劑로 개선시키는 것이 가능하였기 때문에 전재한다.

[환자] 73세 남성

[주 증상] 동계 숨참 부종

[과거력] 40대부터 고혈압. 66세 전립선비대, 68세에 경계형 당뇨병

[가족력] 아버지가 심장병으로 사망 (자세한 병명은 미확인).

[현병력] 30세 ~ 40세경부터 부정맥 진단을 받았지만, 무증상으로 치료를 받지는 않았다. 어느 해 11월 하순 건강검진에서 심장이상 진단을 받고, 12월에 약 10일간 순환기내과에서 입원하여 정밀검사를 받았다. MRI, 홀터 심전도, 심장 카테터 검사 (cardiac catheterization) 등에서 심장기능이 정상인의 30%이하라는 진단이 내려졌다. 즉, 확장성 심근병증으로 진단되었다. 내복 치료약인 losartan potassium, spinorolactone, aspirin, carvedilol로 시작하였다. 어느 해 2월 상순, 한방치료를 희망하여 당과에 초진이 시작되었다. 배뇨 1일 12회 (야간뇨 3회), 배변 1일 1회. 자각증상으로서는 운동 시에 동계, 숨이 차고, 해수 등이 있다.

[소견] 키 160cm, 몸무게 55kg, 혈압 138/78mmHg, 체온 36.3도. 체격은 보통이며 안색은 약간 거무스럼하다. 피부는 약간 건조, 안검결막은 정상, 심음은 奔馬調로 수축기, 확장기 모두 가벼운 잡음이 있으며, 호흡음은 정상. 肝은 2횡지 촉지 (탄력은 약하다), 비장종대는 없으며, 하지에 가벼운 부종을 관찰할 수 있었다.

[한방의학적 소견] 땀을 잘 흘리며, 가스가 잘 나오고, 수족은 아프며, 발이 저린다. 저녁나절이 되면 발이 무거워 진다. 脈診은 沈 · 澁 · 結代, 舌診은 濕 · 淡紅 · 舌下動脈怒脹(+) · 薄白苔, 腹診은 腹力이 약간 약하며, 心下痞硬(++), 胸脇苦滿은 없으며, 腹滿(+), 臍傍腹部搏動(+), 少腹不仁(+), 복직근 연급은 없다. 臍傍部에 瘀血압통이 나타난다.

[경과] 초진 시에 胸痺의 병태라고 생각하고, 腹力이 약간 虛하면서 心下痞硬이 심하였기 때문에 茯苓杏仁甘草湯을 처방하였다. 3월 3일 재진 때, [몸이 조금 가벼워 진 느낌이 든다]고 말하였다. 11월 12일 심장 초음파에서 심장기능이 개선되었다는 확인을 받았다. 양약 복용량을 줄이게 되었다. 그 다음 해 3월, 움직일 때 동계와 숨이 차던 증상이 거의 없어지게 되었다. 부종도 사라졌다.

● 고찰 ●

茯笭杏仁甘草湯은 『金匱要略』(胸痺心痛短氣病脈證治 第9)의 처방으로 「胸痺 胸中氣塞 短氣 茯笭杏仁甘草湯主之」라는 치료지침이다. 호흡이 가쁘고, 숨이 막히는 듯한 증상, 또는 동계가 있어 가슴이 막히는 듯하며, 가슴이 아픈 경우에 사용하면 좋다고 되어 있다. 茯笭 杏仁 甘草로 이루어져 있으며, 茯笭에는 진정, 杏仁은 水를 利하게 하며 기침을 멈추게 한다. 木防己湯의 虛證에 사용하면 좋다고 되어 있다. 즉 木防己湯은 實證에, 본 처방은 虛證에 적합하다는 지침이다. 심장병에 국한하지 말고, 천식 등의 호흡기질환에도 사용한다.

[참고문헌]

1) 山崎正寿：鬱血性心不全，漢方保険診療指針〔改訂版〕，日本東洋医学会，東京，87-89，1993.
2) 木下繁太郎：浮腫，漢方保険診療指針〔改訂版〕，日本東洋医学会，東京，118-122，1993.
3) 並木隆雄：漢方治療指針，息切れ・呼吸困難，矢数圭堂・松下嘉一編，緑書房，801-802，1999.
4) 並木隆雄：鬱血性心不全，高齢者のための漢方薬ベストチョイス，折茂　肇，丁　宗鐵編，医学書院，129-131，1999.
5) 並木隆雄：鬱血性心不全，漢方内科，メディカルユーコン，京都，88-91，2007.
6) 木下　修：難治性心不全に対する木防已湯の有用性，漢方医学，28（2），73.，2004.
7) 矢久保修嗣・他：木防已湯による心不全改善の検討，和漢医薬学雑誌，15（5），414，1998.
8) 加藤士郎・他：慢性心不全に五苓散の併用が有効であった１例，漢方医学，32（2），92，2008.
9) 並木隆雄：症例・循環器，Pharma Medica，11（11），37-40，1993.（症例１の文献）
10) 日本東洋医学会学術教育委員会編集：息切れ，症例，専門医のための漢方医学テキスト，日本東洋医学会，228，2009.（症例２の文献）
11) 広瀬智道・他：木防已湯，炙甘草湯，当帰湯の心臓に及ぼす効果，Pharma Medica，4 増刊，193-200，1986.

8. 부정맥(동계)

● 요점 ●

[한방약이 유용한 부정맥]
ㄱ. 심전도에서 이상이 없는 동계느낌
ㄴ. 부정맥은 없지만, 있다하더라도 상심실성 부정맥으로 증상이 심한 경우
ㄷ. 양약으로 부작용이 있는 경우
ㄹ. 고령자의 부정맥(서양의학이 우선되어야 할 질환은 제외)
[한방약과 서양의학의 병용이 유용할 가능성이 있는 질환]
ㄱ. 발작 시에 심한 증상을 동반한 경우
ㄴ. 페이스메이커를 거부하는 경우
[서양의학이 우선되어야 하는 질환]
ㄱ. 치사성 부정맥(심실세동 등)
ㄴ. 증상이 있는 서맥으로 페이스메이커를 희망하는 경우

1) 병태

(1) 부정맥의 개념

부정맥은 서양의학적으로는 조율의 이상을 나타내는 상태이다. 즉 맥의 속도 이상이나 전도 이상 및 불규칙이다. 심전도에서는 빈맥증, 洞기능부전, 방실블록, 기외수축, 심방세동 등이다. 이들은 무증후성도 있을 수 있는데, 현 시점에서 한방의 치료 대상은 증후성 부정맥이다. 증후성 가운데서도 심전도에 이상이 있어 생명에 영향을 주는 경우는 대부분 서양의학 치료가 우선되어야 한다. 한방이 제1선택으로 되는 것은 심전도에서 이상이 없고, 자각적으로 심장의 고동을 느끼면서 동계를 주로 호소하는 환자이다. 일반적으로 환자들이 사용하고 있는 부정맥이라는 단어에는 두 가지 의미가 혼재되어 있는 듯하다. 즉, 맥이 가지런히 뛰지 않는 것을 느낀다든지, 간헐적으로 맥이 뛰는 것을 느끼는 타입이 그 하나이다. 다른 하나는 맥의 속도가 빨라 쿵덕쿵덕 거리는 것을 느끼는 빈맥의 경우이다. 전자는 기외수축, 서맥이나 심방세동 등으로 추측된다. 후자는 단지 빈맥으로 맥의 교란은 없는 것으로 판단되며, 정상 내지 뭔가의 빈맥 병태라고 생각된다. 한방 적응증이 되는 대상은 두 가지 모두이지만, 전자보다는 후자 쪽이 보다 더 유용하다는 인상이다. 그리고 동계를 느끼는 부위는 심장이 있는 좌흉부에서 많으며, 특별한 상태에서는 횡격막이하의 복부에서 느끼는 경우도 있다.

중국의 脈診 문헌에서는 脈에 대하여 여러 가지 분류를 나열하고 있다. 예를 들면 맥박 수의 이상으로 빈맥으로서 數脈, 徐脈으로서 遲脈의 기록이 있는가 하면, 맥의 결손으로서는 結脈이나 代脈의 기

재가 있다. 또한 맥의 촉진 정도에서 病狀, 病氣의 장소를 추측하는 등 서양의학보다 훨씬 상세하게 진단에 응용하고 있다.

(2) 부정맥의 분류

부정맥의 분류로서 서맥성부정맥, 빈맥성부정맥이 있는데, 전자는 洞기능부전증후군이나 고도 방실블럭 등이다. 후자는 상실성빈맥, 심방세동, 심실빈맥 등이 있다. 그 어떤 경우에도 무증상인 경우도 있지만, 증상으로서는 전자는 현훈감, 결체, 실신 등이 있다. 후자는 동계, 흉통, 경우에 따라서는 현훈, 실신을 일으키는 경우도 있다. 진단에는 기초질환(허혈성 심장질환, 심근증, 판막증, 갑상선기능이상, 빈혈 등)의 유무를 고려한다. 통상 12유도 심전도에서 진단하며, 홀터심전도에 의한 장시간 심전도는 매우 유용하다. 때로는 심장전기생리 (심내 심전도)를 행하여 확정 진단을 내린다.

2) 서양의학에서의 대응

부정맥치료에서는 기초질환 (허혈성심질환, 심근증, 판막증, 갑상성기능이상, 빈혈 등) 의 유무에 따라 달라진다. 이들 유무에 따라 거기에 대응하는 치료 그리고 부정맥 그 자체에 대응하는 대증요법으로 이루어진다. 또는 이들 모두 행하는 서맥성부정맥에서는 혈행동태가 안정되어 있을 때는 단시간 약물요법 (isoproterenol, atropine) 을 보조적으로 사용하는 일도 있지만, 원칙적으로는 대부분 페이스메이커 적응이다. 빈맥성부정맥에서는 심근경색환자가 항부정맥제를 사용한 쪽이 오히려 예후가 불량하였다는 CAST (The Cardiac Arrhythmia Suppression Trial) study 영향으로 약물남용에 제동이 걸렸으며, 가능한 항부정맥제를 사용하지 않는 쪽으로 가닥을 잡아가고 있다. 최근에는 기타 약물요법으로 근치적인 비약물요법이 발달하고 있다. 즉, 부정맥의 reentry회로를 고주파 등의 열원으로 파괴하는 심근소작술 (catheter ablation) 이 일부 빈맥성 부정맥 (상실성 빈맥증, 심방조동, 일부 빈발성 심실기외수축이나 심실빈맥) 에 사용되고 있다. 아울러 致死性 심실 부정맥에서는 심어놓는 제세동기도 사용된다. 그러나 이외의 심실부정맥이나 심방세동에서는 아직까지 약물요법이 주체로 되는 상황은 변함없다.

3) 한방의학의 적응과 치료방침

한방이 유용한 병태는 특히 기질적 질환이 발견되지 않고, 단지 증상으로서 심계항진이나 동계를 호소하는 경우이다.

(1) 양약이나 서양의학 의료가 최우선되어야 할 병태

i . 생명에 영향을 주는 부정맥 (자각증상 유무에 관계없이): 심실빈맥 심실세동 완전방실블럭 등이다.

ii . 기질적 심질환에 합병한 부정맥: 약물요법이나 수술방법이 확립되어 있는 부정맥이다. 여기에는 발작성 상실성 빈맥증, 심방조동, 특발성 심실빈맥 등이다.
증상이 있는 洞기능부전증후군은 페이스메이커가 우선되어야 한다.

(2) 증상만이고, 생명의 위험이 없는 부정맥은 치료하지 않는 것이 원칙이다

그러나 단, 증상이 심하여 약물을 사용하는 것이 사용하지 않는 것보다 장점이 많다고 판단될 때는 사용하는 편이 좋다 (이때는 양약이든, 한약이든 상관없다).

i . 서양의학과 한방이 동등한 역할 또는 병용가능한 유증상 병태: 신경증, 증상이 있는 상실성부정맥 (심방성 기외수축, 심방성 빈맥, 심방세동), 긴장으로 인한 빈맥.

(3) 한방약이 유용한 유증상 병태

i. 심전도에 이상을 발견할 수 없고, 동계를 호소하는 경우
ii. 양약으로 부작용이 심하게 나타날 때 (고령자 등)
iii. 심장신경증 또는 심신증 경향이 있을 때
iv. 흉부이외 (예를 들면 인두부, 복부 등) 에 동계감을 호소하는 경우 (단, 기질적 질환이 없는 경우)

(4) 한방약의 임상약리

유감이지만, 명확하게 항부정맥작용을 나타낸다고 알려진 한방약은 없다. 발작성 상실빈맥에 대한 억제효과 보고는 군데군데 보인다. 실험적으로 炙甘草湯의 활동전위에 대한 영향을 살펴 본 검토에서는 활동전위에는 영향이 없다는 보고가 있다. 그리고 炙甘草湯을 복용하고 있는 환자의 심전도에서 주파수해석 검토에서는 자율신경활동에 영향을 미친다고 보고되고 있다. 炙甘草湯의 부정맥에 대한 효과는 직접 항부정맥효과가 아니고, 자율신경을 매개로 한 효과라고 추측된다. 한편, 만성 심방세동에서는 명확하게 유용한 약은 없으며, 證을 목표로 한 투약을 행하는 것이 바람직할 것이다. 감초를 포함한 한방약은 혈청 potassium치를 저하시키는 일도 있으므로 주의 깊게 살펴보아야 한다. 포타슘저하는 심실성부정맥을 조장시키고, torsade des points를 일으킨다는 보고도 있다. 그러므로 항상 potassium치에는 주의를 기울여야 한다.

4) 치료 처방

두부 · 안면부 등: 苓桂朮甘湯 (中間證 ~ 虛證) 釣藤散

인두부: 半夏厚朴湯

복부: 抑肝散 抑肝散加陳皮半夏 桂枝加龍骨牡蠣湯 加味逍遙散

(1) 신경 과민한 사람으로 동계를 호소하는 경우

柴胡加龍骨牡蠣湯(實證) = 柴胡 半夏 桂皮 茯苓 黃芩 大棗 人蔘 龍骨 牡蠣 生薑 (大黃)

[목표] 빈맥발작에 사용한다고 되어 있지만, 기외수축에도 좋다. 신경과민상태에 있어 이를 진정시키는 것을 목표로 한다. 대부분 동계와 흉통, 호흡곤란이나 不定愁訴가 있다. 빈맥발작에 사용하는 경우도 있다. 비교적 체력이 있으며, 상복부 긴장감이 강하다(胸脇苦滿). 대부분 경향이다. 엑기스 제품에는 大黃이 들어가 있는 것과 들어가지 않는 것이 각각 나와 있다. 변비 유무에 따라 나누어 사용하는 것이 좋다.

[한약의 약능] 柴胡에는 중추억제작용이 알려지고 있다. 칼슘을 주성분으로 하는 龍骨 牡蠣에는 진정작용이, 그리고 黃芩 半夏 桂皮 人蔘 生薑에도 진정작용이 보여 진다.

(2) 체력은 없고, 동계를 호소하는 경우

柴胡桂枝乾薑湯(虛證) = 柴胡 黃芩 瓜蔞根 桂皮 牡蠣 甘草 乾薑

[목표] 비교적 체력이 떨어져 있는 사람으로 안색이 밝지 못하고, 피로권태감이 있다. 동계를 호소하거나 증상은 柴胡加龍骨牡蠣湯과 비슷하지만, 腹力은 없으며, 복부에서 대동맥박동의 항진을 나타내는 경우 사용한다. 대부분 胸脇苦滿은 확실하지 않다. 그리고 거의 惡寒 微熱 盜汗 口渴을 동반한다.

[한약의 약능] 柴胡에는 중추억제작용, 黃芩 牡蠣 桂皮 甘草 人蔘 乾薑에는 진정작용이 알려지고 있다.

(3) 야위면서 허약한 사람으로 복부에서 대동맥박동항진을 나타낸 경우

桂枝加龍骨牡蠣湯(虛證) = 桂皮 芍藥 大棗 生薑 甘草 牡蠣 龍骨

[목표] 야윈 형으로 안색이 불량하고 허약하며 피로하기 쉬운 경우에 사용한다. 빈맥 기외수축 모두 사용된다. 대부분 복부에서 대동맥박동이 강하게 나타나며, 신경증경향이 강하다.

[한약의 약능] 桂皮 大棗 牡蠣 龍骨 甘草 生薑에는 진정작용, 芍藥은 평활근이완작용 등이 있다.

(4) 기분이 울적하고 인두부에 막힌 듯한 느낌이 있으며 동계감이 있을 때

半夏厚朴湯(虛證) = 半夏 茯苓 厚朴 蘇葉 生薑

[목표] 인두부에 꽉 막힌 듯한 느낌이 있으며, 기울이 있어 불안신경 경향이다. 다른 약제와 병용하는 경우가 많다.

[한약의 약능] 厚朴은 진정 근이완작용, 蘇葉은 말초신경반사억제작용, 生薑은 진정작용이 있다.

(5) 체력이 떨어진 사람이 동계와 숨이 찬 경우

炙甘草湯(虛證) = 地黃 麥門冬 桂皮 大棗 人蔘 麻子仁 生薑 炙甘草

[목표] 일반적으로 動悸와 結滯된 脈을 목표로 한다. 대부분 피부건조감 手足煩熱 口渴 등이 있다.

(6) 화를 잘 내며 불안 하고 동계가 있는 경우

抑肝散(虛證) = 蒼朮 茯笭 川芎 釣鉤藤 當歸 柴胡 甘草

抑肝散加陳皮半夏(虛證) = 抑肝散에 陳皮와 半夏를 가한 처방

[목표] 허약한 체질로 신경질적인데 사용한다. 버럭 화를 잘 내며 안절부절 못하고, 불면, 불안, 졸리는 눈, 안정되지 못한 경우에 이들 증상을 개선시킴으로써 동계를 줄인다. 腹力은 약간 약하며, 복직근은 긴장하고 있다. 혀는 약간 건조하며 白苔가 있다. 脈은 弦하면서 弱하다. 식욕이 왕성한 경우에는 抑肝散을, 위장장애가 있는 경우에는 抑肝散加陳皮半夏가 적합니다.

[한약의 약능] 蒼朮은 이뇨 · 진정작용, 茯笭은 이뇨작용, 川芎은 혈압강하 · 진정 · 혈관확장작용, 釣鉤藤 當歸는 혈압강하 · 진정 · 혈관확장작용, 柴胡는 진정작용, 甘草는 진정작용, 陳皮는 진정 · 健胃작용, 半夏는 혈압강하 · 진정 · 구토억제작용이 있다.

(7) 갱년기 여성으로서 증상호사 다양하며, 동계가 있는 경우

加味逍遙散(虛證) = 柴胡 芍藥 蒼朮 當歸 茯笭 山梔子 牧丹皮 甘草 生薑 薄荷

[목표] 특히 갱년기 여성으로 초점이 분명하지 않은 호소가 많은 경우. 남성들도 사용할 수 있다. 자각증상으로서는 어깨결림, 버럭 화를 잘 내며, 오한을 호소하기도 한다. 복부는 右季肋部통증과 腹部壓痛을 나타내는 일이 많다.

[한약의 약능] 柴胡에는 진정작용, 芍藥은 진정 · 혈관확장작용, 蒼朮은 이뇨 · 진정작용, 當歸는 혈압강하 · 진정 · 혈관확장작용, 茯笭은 이뇨작용, 山梔子는 혈압강하작용, 牧丹皮는 진정작용, 甘草 生薑에는 진정작용, 薄荷는 진정 · 혈관확장작용이 있다.

(8) 뭔가 치밀어 오르는 느낌이 있으면서 동계가 있는 경우

笭桂朮甘湯(中間證~虛證) = 茯笭 桂皮 蒼朮 甘草

[목표] 뭔가 치밀어 오르는 느낌(氣의 上衝)이 있으며, 현훈 신체동요감이 있다. 손으로 가슴을 감싸 안고 싶을 정도의 격렬한 동계에 임시복용으로도 유효할 때 있다.

[한약의 약능] 茯笭은 이뇨작용, 桂皮 蒼朮 甘草는 진정작용이 알려지고 있다.

(9) 현훈 이명 등 耳鼻科 증상이 있으면서 동계를 나타내는 경우

釣藤散(虛證) = 石膏 釣鉤藤 陳皮(橘皮) 麥門冬 半夏 茯笒 菊花 人蔘 防風 甘草 生薑

[목표] 체력중간정도 내지 약간 저하된 사람으로 현훈 두통이나 아침에 심한 두중감이 있을 때. 중년이후 우울경향이나 뇌동맥경화 경향이 있는 경우에 잘 듣는다고 알려져 있다.

[한약의 약능] 石膏 茯笒은 이뇨작용, 釣鉤藤은 혈압강하 · 진정 · 혈관확장작용, 半夏는 혈압강하 · 진정작용, 陳皮(橘皮) 防風 甘草 生薑은 진정작용, 人蔘은 혈압강하 · 혈관확장 · 진정작용이 있다는 보고가 있다.

5) 증례 검토

증례 1. 炙甘草湯이 주효하였던 부정맥 환자 례

[환자] 63세 남성. 농업

[주 증상] 胸痛 動悸

[병명] 빈발성 상실 기외수축, 빈발성 심실성 기외수축

[과거력] 특이 사항은 없음

[가족력] 특히 문제는 없음

[현병력] 1993년 3월, 노작에 관계없이 흉통이 발생. 순환기내과에서 정밀검사를 받을 목적으로 내원함. 흉통이외의 자각증상으로서는 동계를 가끔 느끼고, 약간 쉬피로하다는 정도이다. 검사에서는 흉부X선검사와 심전도에서는 이상은 없다. 심초음파에서 가벼운 대동맥판의 석회화를 발견하는 이외의 이상은 발견되지 않았다. 홀터심전도를 시행한 결과, 낮을 중심으로 상실기외수축(그림 9 상)과 심실기외수축(그림 9 하)이 나타나서 한방외래에 내원함(표 10).

[소견] 키 162cm, 몸무게 72kg. 혈압 164/80mmHg, 맥박 72/분, 부정맥(-). 피부는 약간 고조, 안검결막에 빈혈과 황달은 없음. 흉부심음에서 수축기잡음2LSB, Levine II/IV, 호흡음은 라음(rale)을 들을 수 없다. 복부의 간장 비장도 촉지할 수 없으며, 하지에 부종도 없다.

〈표 10〉 **부정맥에 대한 한방약 투여와 효과**

	투여 전	투여 후	감소율
Total Heart Beats	105600/day	110771/day	94%
SVC	3382/day	202/day	90%
PVC	12947/day	1228/day	
couplets	145 episodes	49 episodes	
run	103 episodes	0 episodes	

* SVC : 상실성 기외수축, PVC : 심실성 기외수축

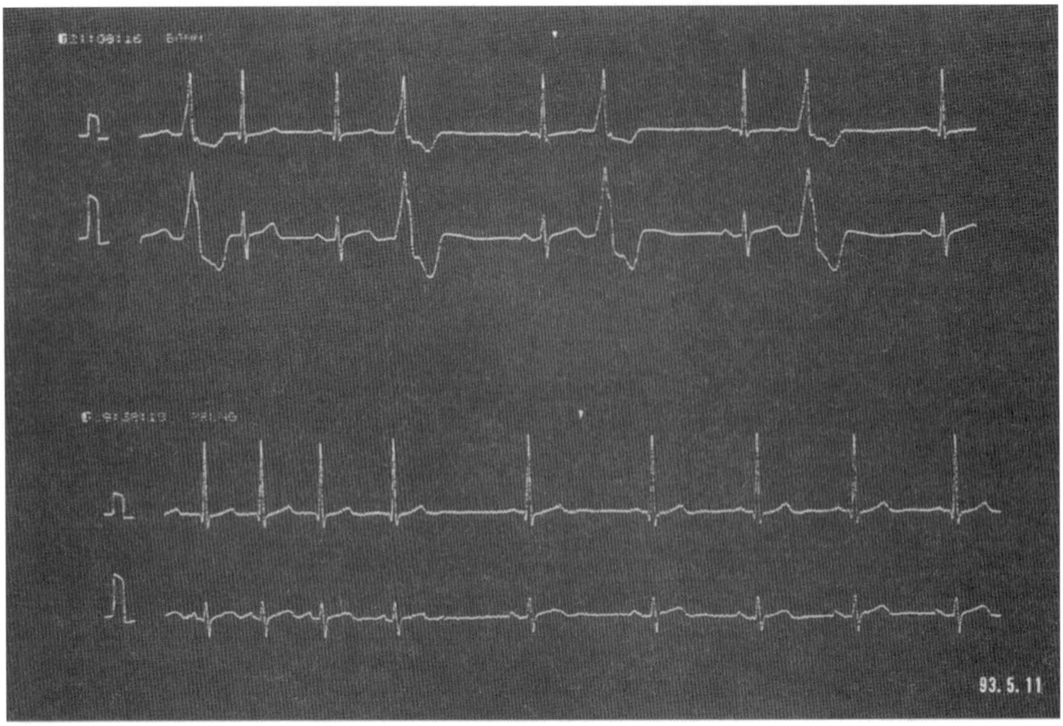

〈그림 9〉 上 : 상실 기외수축, 下 : 심실성 기외수축

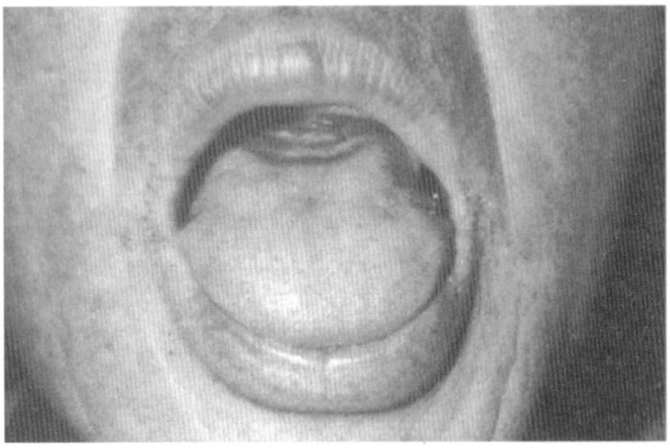

〈그림 10〉 舌診 : 白苔 · 裂紋은 없음

[한방의학적 소견] 안면에 색소침착, 기미가 많이 끼여 있다. 脈診은 結 · 緩 · 약간 沈 · 약간 澁. 舌診에서는 약간 暗赤 · 腫大가 있으며, 齒痕은 없고, 白苔, 갈라지지는 않았다 (그림 10). 혀 뒤 정맥의 怒脹과 細絡 (제1장 그림 27 참고). 腹部에서 胸脇苦滿은 없으며, 腹力은 중간정도, 그리고 臍右下에 압통이 나타난다. 少腹不仁이 있다.

[경과] 가장 먼저 부정맥에 대하여 mexiletine hydrochloride 300mg/3분복으로 시작하였다. 그러나 곧 소화장애가 나타나서 중지하게 되었다. 그래서 할 수 없이 皮膚枯燥, 脈結代, 動悸 (부정맥), 피로감 등의 증상에서 炙甘草湯 9g/3분복, 식전내복으로 시작하였다. 복용 후, 흉통이나 피로감 등의 증상이 소실되었다. 1개월 후에 다시 홀터 심전도를 시행하자, 부정맥은 상실성, 심실성 모두 90%이상 감소하였다(표 10).

● 고찰 ●

위의 증상을 참고로 하여 炙甘草湯을 부정맥에 사용한 바, 뛰어난 효과를 얻었다. 炙甘草湯의 출전인 『傷寒論』에서 「傷寒 脈結代 心動悸 炙甘草湯主之」, 『金匱要略』(虛勞篇)에서는 「虛勞不足한데 땀이 나와 괴로우며 脈結代, 心悸하는 증상을 치료 한다」고 기재되어 있다. 그러므로 부정맥에 대한 치료가 기술되어 있다고 할 수 있다. 炙甘草湯은 脈結代 · 動悸 · 숨참 · 피로감 등의 心血虛에 대한 대표처방이 된다. 한약구성은 炙甘草 生薑 桂枝 麻子仁 大棗 麥門冬 人蔘 阿膠 生地黃으로서 脈을 부활시키는 작용이 있다고 알려져 있다. 한약 각 성분의 약리작용에 명확한 항부정맥작용이 있다는 보고는 없다. 한방적으로 살펴보면 地黃 麥門冬 阿膠는 滋潤 淸凉의 효능이 있어 枯燥를 윤택하게 하고, 영양을 높이며, 煩熱을 제거한다. 이러한 작용은 간접적으로 强心作用이 있을 수 있다. 甘草와 桂皮는 動悸를 진정시키며, 아울러 人蔘과 조합하여 强心健胃作用을 나타낸다고 알려져 있다. 이들 藥能에서 생각해 보면 자율신경계에 대한 조절작용이 추측된다.

증례 2. 발작성 상실성 빈맥증에 炙甘草湯이 유용하였던 예

[환자] 81세 여성

[병명] 발작성상실성빈맥증 발작성심방세동

[과거력] 10년 전에 대동맥판협착증, 좌실비대, 심부전

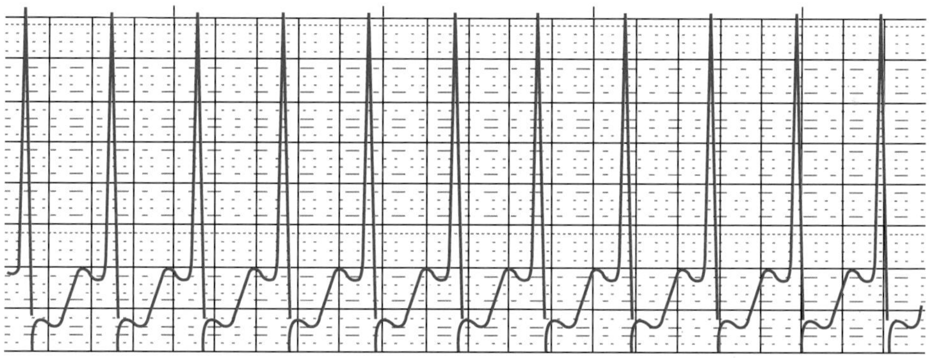

〈그림 11〉 상실성 빈맥증 발작시

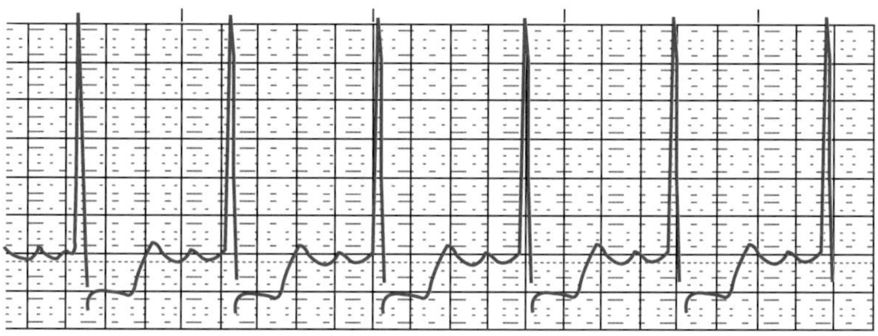

〈그림 12〉 동조율 회복시

[현병력] 어느 해 1월 초순경, 처음으로 발작성상실성빈맥증이 1시간 지속되었다. 근처 의원에서 주사약으로 증상을 가라앉힌 적이 있었다. 10월이 되자 2회에 걸쳐 빈맥증이 나타남. Procamide 경구복용을 하자, 1주후에 가려움이 나타나 procamide 투여를 중지하게 되었다. 수일 후에 동계, 흉부위화감, 전신 권태감이 나타나 본원에 다시 내원하였다.

[소견] 키 148cm, 몸무게 40kg. 혈압 80mmHg(촉진), 심박수 144/분, 미약. 심전도에서 상실성 빈맥증 (그림 11)으로 판명됨. Valsalva의 수기나 경동맥동압박을 하는 것도 무효. 혈압이 낮았기 때문에 프로카이아미드를 사용하기에 부담스럽다. 그래서 炙甘草湯 엑기스6g (2포) 를 임시복용하게 하였다. 그러자 2시간 만에 동조율에 회복이 왔다. 그러나 2시간 후에 재발하여 모니터상 심박수 140/분. 炙甘草湯 엑기스 3g 내복. 1시간 후에 상심박 80/분으로 동조율에 회복이 왔다(그림 12). 그 이후 disopyramide를 복용하면서 하루 밤 경과관찰로 입원. 그 후 재발이 없었기 때문에 다음 날 퇴원하였다.

● 고찰 ●

발작성 상실성 빈맥증 방지에 炙甘草湯이 유용하였던 증례이었다. 고령자에서는 항부정맥약의 부작용이 나오기 쉽기 때문에 한방약 단독이나 항부정맥약과의 병용은 의미가 있다고 생각된다. procamide 주사약은 혈압을 낮추는 일이 있다. 그리고 내복으로 알레르기가 나오기 때문에 이런 증례에서는 계속 사용하기에 부담스럽다. disopyramide는 항콜린작용이 있기 때문에 구갈이나 남성에게 尿閉라는 부작용이 있을 수 있다. 그래서 먼저 炙甘草湯을 사용하였다. 혈중농도 상승을 고려하여 2포 복용하자, 발작 방지효과가 있었다. 그러나 지속효과가 충분하지 못하였다. 발작 방지효과와 지속효과는 대부분 상관하지 않는다. disopyramide 복용을 병용시키자, 동조율의 유지가 가능하였기 때문에 병용효과가 있었다고 생각된다.

[참고문헌]

1) 稲木一元：不整脈，漢方保険診療指針〔改訂版〕，日本東洋医学会，東京，79-81，1993.

2) 並木隆雄：不整脈，高齢者のための漢方薬ベストチョイス，折茂　肇・丁　宗鐵編，医学書院，132-135，1999.

3) 並木隆雄：不整脈，漢方内科，メディカルユーコン，京都，76-81，2007.

4) 福村基典：炙甘草湯のモルモット心筋乳頭筋活動電位に対する作用，和漢医薬学会誌，7（3），402，1990.

5) Namiki T. ：A Case in Roasted Licorice Decoction Proved Markedly Effective in a Patient with Arrhythmia, Phyto. 20-22,（1）3，2006.（症例 1 の文献）

6) 並木隆雄：症例・循環器，Pharma Medica 11（11），38-39，1993.（症例 2 の文献）

9. 심장신경증

● 요점 ●

한방약과 양약의 구별 없이 거의 같은 수준으로 사용해도 좋다. 서양의학에서는 신경증 치료와 같게 한다. 한방치료가 보다 더 사용하기 좋은 경우는 다음의 예라고 생각할 수 있다.

ㄱ. 권태감이 심한 경우 (虛證)

ㄴ. 다른 장기질환을 가지고 있는 등 전신적인 배려가 필요한 병태

ㄷ. 부작용으로 양약을 사용하기 어려운 경우

ㄹ. 난치 례에서 양약사용의 한계가 있어, 한방약 단독 또는 병용할 경우

ㅁ. 한방에서 특징적인 증후인 경우 (氣血水 = 例: 奔豚證 咽中炙　등)

1) 병태

심장신경증은 심장 그 자체에 이상은 없는데도 불구하고, 흉통 동계 숨참 호흡곤란 등의 증상을 주로 호소하는 신경증이다.

일반적으로 심장에 기질적 질환이 발견되지 않는데도, 흉통 동계 숨이 차는 등의 증상이 반복되면 증상 경감을 위하여 대부분 편의적으로 사용한다. 심계항진 · 호흡곤란 · 피로감 등의 교감신경 긴장 항진증상을 동반하는 심신증을 신경순환무력증이라고도 하는데, 대부분 이들이 포함된다.

정신의학적으로는 불안신경증으로 생각되며, 미국정신의학회의 분류인 DSM (Diagnosis Criteria for Mental Disorder)IV에서 심장신경증은 공항장애와 전반성 불안장애에 해당한다고 되어 있다.

심장은 생명에 직결되기 때문에 심장증상이 있는 경우, 스스로 심장이 이상하지 않을까 하는 고민에 빠지게 되고, 이로 인하여 대부분 불안 공포에 접어든다. 20대에서 50대 사람으로, 특히 이 가운데 자녀 교육을 끝마친 갱년기 여성에게 두드러진다. 불안이나 긴장 등의 스트레스가 원인이라고 생각된다. 스트레스를 느끼면 자율신경이나 호르몬분비에 영향을 주게 되고, 이로 인하여 혈압이나 심장 박동수, 호흡수 등에 교란을 일으키기도 한다. 이것이 가슴 통증이나 숨이 차는 등의 증상으로 나타난다.

진단방법으로서는 問診 · 신체소견 · 심전도 · 운동부하심전도 · 심장초음파검사 · 홀터 심전도 등으로 심장병 가능성이 없는 경우, 비로소 심장신경증으로 진단한다.

감별진단으로는 부정맥 · 협심증 · 승모판일탈증후군 (mitral valve prolapse) 등이 있다.
예방으로서는 원인이 스트레스라면 여기에 빠져들지 않는 생활습관을 몸에 익히도록 배려한다. 구체적으로는 규칙 바른 생활을 하고, 충분한 수면이나 운동, 취미를 가지면서 기분전환을 하는 등이 중요한 요소이다.

2) 한방의 적응과 치료지침 그리고 약방

(1)한방의학에서의 특징적인 증후 감별(氣血水)

ⅰ. 上氣, 上熱下寒, 動悸가 있을 때: 氣逆

① 하복부에서 기가 치밀어 오르는 듯한 느낌

苓桂朮甘湯(虛證) = 茯苓 桂枝 白朮 甘草

[목표] 쉬 피로감 식욕부진, 대부분 현훈을 동반한다. 하복부로부터 치밀어 오르는 듯한 통증을 야기하며, 하복부에서 인두부로 上衝하는 느낌이 있다. 한방에서 奔豚이라는 특징적인 증후이다.

[한약의 약능] 茯苓 白朮은 이뇨작용, 桂枝 甘草는 진정작용을 가진다.

② 허약하며 다양한 호소, 복부박동이 강할 때

桂枝加龍骨牡蠣湯(虛證) = 桂皮 芍藥 大棗 生薑 甘草 牡蠣 龍骨

[목표] 체질이 허약하며 정신불안을 호소하는 경우. 입맛이 쬶으며, 안색불량, 쉬 피로감이나 盜汗 등을 동반한다. 陰痿나 遺精 등의 호소가 있기도 하며, 내적 욕구불만을 밖으로 발산하지 못하는 사람에게 잘 나타난다.

[한약의 약능] 桂皮 大棗 牡蠣 龍骨 甘草 生薑은 진정작용, 芍藥은 평활근 이완작용 등이 있다.

ⅱ. 억울기분 : 인두부의 막힌 느낌(氣滯)

厚朴 蘇葉 香附子 등을 포함하는 처방

① 신경증 경향이 있으며, 인두부의 違和感이 있는 경우

半夏厚朴湯(中間證) = 半夏 茯苓 厚朴 蘇葉 生薑

[목표] 신경증경향이 있으며, 실제로는 그 어떤 것도 막지 않는 데도 불구하고 인두부에 뭔가 막혀있는 느낌(梅核氣: 咽中炙臠)이 특징. 氣를 움직이고, 水도 움직이는 작용이 있다. 상복부보다 상부증상(팽만하여 괴로우며, 오심, 구토, 딸꾹질, 트림, 해수, 객담)에 유용하다. 혀는 白膩(희면서 축축하다), 脈은 대부분 滑脈이다.

[한약의 약능] 半夏 厚朴 蘇葉 生薑에 진정작용이 있다. 茯苓은 이뇨작용이 있다.

② 위장허약하면서 우울 경향

香蘇散(虛證) = 香附子 蘇葉 陳皮 甘草 生薑

[목표] 虛證의 氣劑이다. 가벼운 우울 상태에 사용한다. 氣分의 막힘, 頭重感, 현훈 등의 신경증상에 사용한다. 위장이 허약한 사람들에게도 사용되며, 심한 부작용도 없어 사용하기 쉽다.

[한약의 약능] 香附子 蘇葉 陳皮로 우울을 제거하고, 蘇葉 陳皮로 위장허약을 개선시킨다.

③ 스트레스로 動悸가 일어나는 경우

九味檳苓湯(虛實中間證) = 檳榔子 厚朴 橘皮 桂皮 蘇葉 木通 生薑 甘草 大黃 吳茱萸 茯苓

[목표] 동계, 숨이 차고, 어깨결림 등의 신경증적인 호소를 하는데 유효하다. 고혈압증에도 사용하는 경우가 있다.

[한약의 약능] 檳榔子는 부교감신경자극 理氣作用 홍분작용, 厚朴 陳皮 桂皮 蘇葉은 진정작용, 檳榔子 木通 茯笭에는 利水作用이 있다.

iii. **현훈 동계(水滯증상을 나타낼 때)**

茯笭 猪笭 白朮 등 利水劑가 들어간 처방

① 비교적 체력이 떨어져 있으면서 위장허약한 사람이 두통 현훈을 호소할 때

半夏白朮天麻湯(中間證) = 陳皮 半夏 白朮 茯笭 天麻 黃耆 澤瀉 人蔘 黃柏 生薑 麥芽 乾薑

[목표] 水滯가 주체로 위장이 약하고, 두통을 동반하는데 좋다. 위장허약으로 저혈압경향이고, 냉증인 사람이 지속적으로 그다지 심하지는 않은 두통 두중감 현훈감을 호소하는 경우에 사용한다. 이때 오심 식욕부진 전신권태감 수족냉증 등을 동반하는 경우도 있다. 腹力은 약하고, 대부분 心窩部에 振水音을 발견한다.

[한약의 약능] 白朮 茯笭 澤瀉는 이뇨작용, 陳皮 半夏 人蔘 黃柏 生薑 麥芽는 健胃 整腸, 黃耆 麥芽에는 滋養作用이 있다.

iv. **화끈거리는 느낌, 수족냉증을 동반할 때(瘀血증상)**

驅瘀血劑를 단독으로 사용하거나, 혹은 다른 처방과 병용한다.

① 桃核承氣湯(實證) = 桃仁 桂皮 大黃 甘草 芒硝

[목표] 월경불순 월경곤란 두통 현훈 어깨결림 등의 수반증상이 있다. 하복부에 저항 압통(少腹急結)이 있다.

[한약의 약능] 桃仁에는 혈압강하, 桂皮는 혈관확장작용, 甘草는 진정작용이 보고되고 있다.

② 체력중간정도로 상기되면서 붉은 얼굴, 하복부에 저항 압통이 나타나는 경우

桂枝茯笭丸(中間證) = 桂皮 芍藥 桃仁 茯笭 牧丹皮

[목표] 瘀血에 대한 대표 처방이다. 체력은 중간정도이고, 腹診에서 근육긴장이 좋으며, 좌우 하복부에 저항 압통이 나타나는 경우에 사용된다. 虛實, 체질에 관계없이 瘀血의 기본처방으로 사용한다.

[참고] 桂枝茯笭丸의 가감법: 薏苡仁과 大黃. 桂枝茯笭丸加薏苡仁, 桂枝茯笭丸加薏苡仁大黃, 桂枝茯笭丸加大黃으로 사용된다.

③ 비교적 체력이 떨어진 사람으로 냉증이며 빈혈경향이 있을 때

當歸芍藥散(虛證) = 芍藥 蒼朮 澤瀉 茯笭 川芎 當歸

[목표] 虛證의 驅瘀血劑로 사용되고 있지만, 血虛 水滯 가벼운 瘀血을 사용목표로 한다. 전신권태감 사지냉증 두통 현훈 이명 등의 水毒증상이 있다. 여성의 경우, 월경이상(무월경 월경곤란 등)을 대부분 동반한다.

[한약의 약능] 蒼朮은 이뇨 진정작용, 澤瀉는 이뇨작용, 茯笭은 이뇨작용, 川芎은 혈압강하 진정 혈관확장작용, 當歸 川芎은 보혈작용, 當歸 芍藥은 活血作用이 있다.

v. 證에 따라 처방을 결정

① 비교적 체력이 저하된 사람으로 동계, 숨이 차는 경우

炙甘草湯(虛證) = 地黃 麥門冬 桂皮 大棗 人蔘 麻子仁 生薑 炙甘草 阿膠

[목표] 動悸, 結滯 脈, 숨참, 피로감에 대한 대표적 방제. 血虛에 의한 피부건조감, 手足煩熱, 口渴 등이 대부분 있다. 舌苔는 적으며, 脈은 結滯가 있고 細弱하다.

[한약의 약능] 직접적인 항부정맥효과는 알려져 있지 않다. 大棗 桂皮 人蔘 生薑에 진정작용이 있다.

② 심신은 피로해 있는데도 잠을 이룰 수 없는 경우

酸棗仁湯(虛證) = 酸棗仁 茯笭 川芎 知母 甘草

[목표] 체력이 저하되어 심신이 피로해 있는데도 수면을 취할 수 없을 때 사용한다. 虛熱을 동반한 불면. 불안하고 초조감, 인후건조, 上氣, 화끈거림. 舌質은 紅(熱을 가진다), 脈은 弦細數.

[한약의 약능] 酸棗仁은 진정 · 최면연장작용이 있다.

③ 화를 잘 내며 불안하고, 동계가 있는 경우

抑肝散(虛證) = 蒼朮 茯笭 川芎 釣鉤藤 當歸 柴胡 甘草

抑肝散加陳皮半夏(虛證) = 抑肝散에 陳皮와 半夏를 넣는다

[목표] 허약한 체질로 신경질에 사용한다. 화를 잘 내며, 안절부절못하고, 불면, 불안, 눈이 게슴츠레하고, 침착하지 못하는 경우에 이들 주 증상을 개선시킴으로써 동계를 가라앉게 한다. 腹力은 약간 연약하면서 복직근이 긴장하고 있다. 혀는 약간 마르면서 白苔가 있다. 脈은 弦하며 弱하다. 식욕이 왕성하면 抑肝散을, 이 보다 더 虛하고 위장장애가 있으면 抑肝散加陳皮半夏가 좋다.

[한약의 약능] 蒼朮은 이뇨 · 진정작용, 茯笭은 이뇨작용, 川芎은 혈압강하 · 진정 · 혈관확장작용, 釣鉤藤 當歸는 혈압강하 · 진정 · 혈관확장작용, 柴胡는 진정작용, 甘草는 진정작용, 陳皮는 진정 · 健胃작용, 半夏는 혈압강하 · 진정 · 制嘔작용이 있다.

④ 체력은 없고, 동계를 호소하는 경우

柴胡桂枝乾薑湯(虛證) = 柴胡 黃芩 瓜蔞根 桂皮 牡蠣 甘草 乾薑

[목표] 비교적 체력이 떨어진 사람이 안색이 좋지 않고, 피로권태감, 동계, 초조감, 불면, 식욕부진, 오심을 호소한다. 복부팽만감 등을 동반하며, 腹力은 없고, 대동맥박동 항진이 있는 경우에 사용한다. 胸脇苦滿은 대부분 뚜렷하게 없다. 그리고 惡寒 微熱 盜汗 口渴을 동반하는 일이 많다. 舌質은 紅하며 舌苔는 약간 黃色이면서 膩苔. 脈은 弦.

[한약의 약능] 柴胡에는 중추억제작용. 黃芩 牡蠣 桂皮 甘草 人蔘 乾薑에는 진정작용이 알려져 있다.

⑤ 체력 중간정도에서 상기 기미가 있는 경우. 안절부절못하는 경향이 있다.

黃連解毒湯(中間證) = 黃芩 黃連 山梔子 黃柏

[목표] 熱證. 중간 정도 맵집으로 붉은 얼굴은 아니지만, 안절부절못하는 것이 심할 정도이다. 불면 동계 초조감이 보이며, 脈은 數하고, 긴장.

[한약의 약능] 黃芩에는 혈압강하 이뇨 진정 혈관확장작용, 黃連 黃柏은 진정 혈압강하작용, 山

梔子는 혈압강하작용이 있다.

3) 증례 검토

증례 1. 기질적 질환이 없이 동계를 수반한 경우에 桂枝龍骨牡蠣湯이 유효하였던 예

[환자] 45세 여성

[주 증상] 차를 타면 폐색감, 動悸

[과거력] 45세 때 자궁근종

[가족력] 할아버지 뇌경색, 할머니 천식.

[현병력] 어느 해 3월 본원에 내원하였다. 3개월 전부터 차를 타면 폐색감이 있으면서 동시에 동계가 나타나 장시간 차를 탈 수 없게 되었다. 가까운 의원에서 채혈과 다양한 검사를 받았지만, 이상은 없다. 정신안정제를 복용하였지만, 증상변화는 없고, 오히려 졸리기만 하여 한방치료를 하고자 내원하게 되었다. 피로를 잘 느끼며, 따뜻한 방에 들어가면 가벼운 상기증상이 나타난다. 足冷이 있어 겨울에는 전기담요를 사용하여야 한다. 변비는 없으며, 옅은 잠이고, 꿈이 많다.

[소견] 키 162 cm, 몸무게 50 kg. 혈압은 119/79 mmHg, 맥박은 83/분, 부정맥(−). 안구결막에 황달은 없으며, 안검결막에 빈혈도 없다. 흉부 호흡음은 정상, 심음에서도 잡음은 없다. 혈액검사에서 일반적으로 문제는 없으며, 갑상선기능도 정상이다. 체격은 야윈 편.

[한방의학적 소견] 脈診은 浮 沈 中間이며 약간 細. 舌診은 淡紅色으로 가벼운 腫大, 齒痕은 없으며, 微白苔. 腹診은 약간 연약하며 가벼운 心下痞硬, 少腹不仁이 있고, 臍傍壓痛은 없다.

[경과] 위의 설명처럼 정신불안, 양복직근연축, 복부박동 등에서 桂枝加龍骨牡蠣湯 엑기스 7.5g/일을 복용하게 함. 4주 후에는 차를 타고서 단시간은 운전도 가능하게 되었다. 효과가 있었다고 판단하여 3개월 계속 복용하게 하였다. 이러는 동안 서서히 자동차 운전 시간도 늘려지고, 그다지 꿈도 꾸지 않게 되었으며, 6개월 만에 약을 끊게 하였다.

● 고찰 ●

桂枝加龍骨牡蠣湯은 『傷寒論』을 출전으로 하는데, 비교적 체질이 虛弱하며 정신불안을 호소하는 경우에 사용한다. 구성한약은 桂枝 大棗 牡蠣 龍骨 甘草 生薑이다. 上氣가 있고, 腹診에서는 腹力이 弱하며, 복부박동(龍骨 牡蠣)이나 복직근긴장(芍藥) 등을 목표로 한다. 응용범위는 넓다. 불면, 신경성 탈모 등 병명에 구애되지 않고 虛實 中間에서 虛證 사이에 폭넓게 사용하기 쉽다. 實證의 경우, 柴胡桂枝龍骨牡蠣湯을 胸脇苦滿 등을 목표로 선택할 수 있다.

柴胡加龍骨牡蠣湯과 桂枝加龍骨牡蠣湯의 중간증상으로서 어딘가에 똑 부러지지 않은 경우, 엑기스제제라면 이 둘을 한꺼번에 사용하면 좋다(테라사와 카츠토시 口訣).

[참고문헌]

1) 稲木一元：心臟神経症, 漢方保険診療指針〔改訂版〕, 日本東洋医学会, 東京, 90-93, 1993.

2) 並木隆雄：心臟神経症, 漢方内科, メディカルユーコン, 京都, 115-120, 2007.

3) 渡辺善一郎：心臓神経症（動悸）に対して漢方治療の有用性について, 山梨医学, 29, 52, 2001.

10. 뇌혈관장애

● 요점 ●

[급성기]

양약 단독, 또는 경구투여가 가능하면 한방약을 병용한다.

[만성기]

예방 또는 위험인자의 억제 · 개선을 목적으로 한방약 단독 또는 양약과의 병용.

ㄱ. 운동장애 개선

ㄴ. 지각장애 개선

ㄷ. 자율신경증상 개선

ㄹ. 정신신경증상 개선

ㅁ. 인지장애 개선

1) 병태

뇌의 혈액순환이 장애된 질환으로 뇌졸중이라고도 하며, 뇌출혈과 뇌경색으로 나누어진다. 전자는 뇌출혈, 지주막하출혈인데 고혈압으로 악화된다. 가장 빈도가 많은 것은 고혈압성 뇌출혈이다. 이것은 장시간 고혈압이 뇌실질내 소동맥에 지속되어 그 원인으로 괴사에 빠지고, 마침내 파탄하여 일어난다. 이 외에 고혈압이 없는 젊은 사람들은 모야모야병이나 동 · 정맥기형이 출혈원인으로 되는 경우도 있다. 후자는 혈전증과 심장 원인의 색전증이 있다. 혈전증은 동맥경화가 기초병태이고, 고혈압증, 당뇨병과 고지혈증이 있는 경우가 많다. 색전증에서는 심방세동, 판막증, 심근경색 등의 심장질환이나 경동맥의 경화 소견이 대부분 있다.

2) 서양의학에서의 대응

(1) 급성기 뇌졸중

급성기에서는 빠른 시간에 뇌출혈과 뇌경색의 감별이 필요하다. 두부 CT에 의하여 진단하고, 수술을 필요로 하는 뇌출혈 (소뇌출혈, 때로는 피각출혈 피질출혈)에서는 신경외과로 전원할 필요가 있다. 출혈이 적고, 탈출 (herniation) 가능성이 적을 때, 또는 출혈이 너무 큰 경우 등 수술 적응이 되지 않을 때는 혈압관리에 의하여 재출혈을 예방함과 동시에 출혈에 의한 뇌부종을 글리세롤이나 만니톨 수액으로 가료한다. 그리고 뇌경색 중에서 뇌혈전증에서는 뇌의 혈류재개를 빠른 시간 내에 이루어지도록 트롬복산 합성효소 (thromboxane synthase) 저해제 (오자그렐나트륨(ozagrel sodium)), Argatroban 점적을 행한다. 뇌부종에 대해서는 뇌출혈 시와 같이 글리세롤 등이 사용되고 있다. 그리고 출혈・경색 모두 뇌대사부활제나 뇌혈류개선제가 사용된다.

(2) 뇌졸중 후유증기

후유증기는 재활요법과 뇌신경탈락에 동반한 여러 가지 不定愁訴에 대한 대책이 중심이 된다. 재활은 남겨진 신체기능을 최대한 활용하는 것을 목적으로 하고, 재빨리 시행한다. 한편, 뇌졸중에 의한 장애 (마비・실어・언어장애・배뇨장애) 에 대한 약물치료에서는 서양의학적 약물이 유용한 경우는 드물다.

3) 한방의 적응과 치료방침

앞서 말한 뇌졸중에 의한 후유증 (마비・실어・언어장애・배뇨장애) 에 대해서는 한방의학적 치료 (한방약, 침구 등) 가 보다 더 효과적인 경우가 많다.

급성기에서는 경구투여가 곤란하기 때문에 점적 가능한 서양의학적 치료가 주체이다. 한방약 투여는 경구가 가능하다면 투여할 수 있다. 그러나 자율적으로 곤란하면 레빈(Levin) 튜브를 통하여 투여할 수 있다. 뇌졸중 후유증에서는 재활요법과 뇌신경탈락에 동반한 여러 가지 不定愁訴에 대한 대책이 중심으로 된다. 뇌졸중으로 인한 不定愁訴에 대하여 서양의학적 약물로 유효한 것은 드물다. 오히려 한방의학적 치료(한방약, 침구 등)가 보다 더 효과적인 경우가 많다. 한방치료에서 기대할 수 있는 효과로서 기쿠야 선생은 ①운동장애의 개선 ②지각장애의 개선 ③자율신경증상의 개선 ④정신신경증상의 개선을 들고 있다1). 서양의학에서도 한방약에서도 자각증상이나 정신증상의 개선에는 뛰어나지만, 신경증상의 개선에는 어려움이 있다. 한방약은 부작용이 적고, 장기투여에 적합하다. 최근, 뇌혈관장애에 대하여 서양의학적 관점에서 釣藤散과 黃連解毒湯이 검토되고 있다. 뇌혈관성치매에 대하여 釣藤散이 유효하다는 사실이 다시설기관에서의 이중맹검임상시험에서 밝혀졌다.[2] 釣鉤藤은 뇌저동맥의 평활근을 이완시키고, 뇌저동맥의 혈류를 개선시킨다. 뇌혈관장애 후유증 만성 두통에 대한 조등산의 임상연구에서도 약간 개선 이상의 유효율이 78%이었다.[3] 황련해독탕은 뇌졸중타입의 뇌혈관장애의 유용하다고 알려져 있다. 동물실험에서는 뇌혈류증가 특히 해마에서의 증가, 뇌경색부 혈류개선, 뇌졸중 이발적 rat의 발증 지연, 혈소판 응집능 억제, 혈압강하 작용이 보고되었다. 임상치험의 성적에서는 자각증상 및 정신증상의 전반적인 개선 등에서 뛰어난 효과를 가지고 있다. 정신증상의 개선에서는 불안정, 흥분, 불안, 초조감, 억울, 및 기타증상 하세가와시 간편지능검사 스케일의 개선이 인정되고 있다.[4,5] 그리고 최근 다른 보고에서는 급성기 뇌경색의 한방치료로서 글리세롤 대신에 오령산을 사용하여 좋은 성적을 거두었다고 한다.[6,7] 최근 토픽에서는 급성기 뇌경색에 대한 한방약의 병용치료 보고가 있다. 급성기 뇌경색에 대한 소량의 아로가트로반 10mg과 한방약과의 병용치료에 대하여 화상진단을 통하여 보고하고 있다. 뇌색전증을 제외한 뇌경색 환자에게 오령산 엑기스제제 7.5g/1day를 기본약물로 하고, 한방 복부소견(복진)을 참고로 하여 치료법을 선택하고 있다. 8례의 보고이지만 치료개시 1개월 후 modified ranking scale에 의한 기능 예후 평가에서 모두 개선되었으며, 개선 내용을 보면, 1례를 제외하고는 거의 완전히 개선되었다. 양약만의 치료와 비교하여 한방약 병용군이 기능개선이 보다 양호하였다. 그리고 약재비의 비교도 검토되었는데 1/6이하 의료비였다. 이것은 소량이지만 양약이 고가였다고 생각된다.

4) 치료 처방

(1) 급성기 ~ 아급성기

한방약 단독에서의 유용성은 불분명하다. 현 시점에서 양약과의 병용요법이 권유되고 있다. 그리고 앞서 말한 것처럼, 소량의 양약과 한방약의 병용이 시도되고 있다.

ⅰ. 경구투여 가능할 때, 口渴 및 소변감소가 있는 경우

五苓散(中間證) = 澤瀉 蒼朮 猪苓 茯苓 桂皮

[목표] 口渴 및 소변감소를 주 증상으로 하고 부종, 오심, 구토, 두통, 어지러움 등의 水滯가 있을 때 사용한다. 타각적으로는 心窩部를 두드리면 대부분 振水音을 발견한다. 利尿를 시킴으로써 하지부종, 복만감(간울혈) 등을 개선시킨다.

[한약의 약능] 澤瀉 蒼朮 猪苓 茯苓은 이뇨작용이 있다는 보고가 있다.

ⅱ. 아급성기에 운동 · 지각 · 구음장애가 있으면서 熱性이 강할 때

續命湯[『金匱要略』](中間 ~ 實證) = 麻黃 桂枝 人蔘 當歸 川芎 乾薑 甘草 杏仁 石膏

[목표] 전탕제로 한다. 의료용 한방제제가 아닌, 일반용 한방제제(OTC)만 있지만, 빠른 시일 내 사용하면 운동 · 지각 · 구어장애에 유효하다. 證에 맞춰 비교적 허약한 사람이나, 脈이 弱한 사람들에게 麻黃과 石膏를 감량하면 사용하기 쉽다.

(2) 만성기

ⅰ. 체격이 근육질이나 내장비만으로 변비기미가 있는 경우

大柴胡湯(實證) = 柴胡 黃芩 半夏 枳實 芍藥 大黃 生薑 大棗

[목표] 腹力에 탄력이 있으며 단단하고, 胸脇苦滿(자각적으로 季肋下에 당기는 느낌과 함께 타각적으로도 저항 · 압통이 있는 상태)이 있을 때 사용한다(약원형에는 조심해서 투여한다). 변비경

향이 있으며, 딱 부러진 체격으로 내장비만형 체형에 사용한다. 변비 등의 개선도 포함하여 체중을 감소시킴으로써 증상개선과 더불어 고혈압도 개선한다. 大黃이 포함되어 있는 경우, 설사 등의 부작용이 나오는 경우도 있으므로 투여 전에 환자에게 충분한 설명을 한다. 제제에 따라서는 大黃이 들어가지 않은 제품도 있다(大柴胡湯去大黃).

[한약의 약능] 柴胡에는 진정 · 항염증 · 지질개선작용이 있다. 黃芩에는 혈압강하 · 이뇨 · 혈관확장작용, 半夏는 혈압강하 · 진정작용, 芍藥은 혈관확장 · 진정작용이 있다.

ii. **내장비만 · 변비가 있으나, 胸脇苦滿은 없는 경우**

防風通聖散(實證) = 黃芩 甘草 桔梗 石膏 白朮 大黃 荊芥 山梔子 芍藥 川芎 當歸 薄荷 防風 麻黃 連翹 生薑 滑石 芒硝

[목표] 비만기미이며, 체력이 충실하고, 변비경향이다. 胸脇苦滿은 없다.

[한약의 약능] 黃芩에는 이뇨와 항동맥경화작용 지질대사개선작용, 甘草는 항당뇨작용 · 항동맥경화작용, 桔梗은 이뇨 · 진정 · 혈당강하작용, 石膏 白朮은 이뇨작용, 山梔子는 지질대사개선작용, 芍藥은 진정 · 혈관확장작용, 川芎은 혈압강하 · 진정 · 혈관확장작용, 當歸는 혈압강하 · 진정 · 혈관확장작용, 薄荷는 진정 · 혈관확장작용, 防風은 혈압강하 · 진정작용, 麻黃은 발열 · 교감신경흥분유사작용, 滑石은 이뇨작용이 있다. 복수의 한약으로 진정 · 이뇨 · 혈당강하 · 지질대사개선작용이 보고되고 있다.

iii. **비교적 체력이 있으며, 上氣경향으로 안면홍조가 있고, 정신불안하며 변비경향이 있을 때**

三黃瀉心湯(實證) = 大黃 黃連 黃芩

[목표] 중간 맵집에 붉은 얼굴, 상기와 안절부절못하는 경향이 심하며 변비가 잘 일어날 때

[한약의 약능] 黃連은 진정 · 혈압강하작용, 黃芩은 혈압강하 · 이뇨 · 진정 · 혈관확장작용이 있다.

iv. **비교적 체력이 있으며, 상기기미에 안절부절못하는 경향에**

黃連解毒湯(中間證) = 黃芩 黃連 山梔子 黃柏

[목표] 중간 맵집에 붉은 얼굴은 아니지만, 안절부절못하는 것이 심할 때

[한약의 약능] 黃芩은 혈압강하 · 이뇨 · 진정 · 혈관확장작용, 黃連 黃柏은 진정 · 혈압강하작용, 山梔子는 혈압강하작용이 있다.

v. **신경증증상 개선에 사용할 때**

抑肝散(虛證) = 蒼朮 茯笭 川芎 釣鉤藤 當歸 柴胡 甘草

抑肝散加陳皮半夏(虛證) = 抑肝散에 陳皮와 半夏를 넣은 처방

[목표] 허약한 체질로서, 신경질에 사용한다. 안절부절못하는 증상, 잠을 잘 수 없는 등 신경흥분상태를 호소하는 불면, 불안, 게슴츠레한 눈, 안정되지 못한 경우. 고령자에서는 腹力이 약간 軟하며, 복직근이 긴장되어 있고, 야간을 배회하기도 하며, 수면장애로 대부분 화를 잘 낸다. 식욕

왕성한 경우는 抑肝散을, 위장장애가 있는 경우는 抑肝散加陳皮半夏가 좋다.

[한약의 약능] 蒼朮은 이뇨 · 진정작용, 茯笭은 이뇨작용, 川芎은 혈압강하 · 진정 · 혈관확장작용, 釣鉤藤 當歸는 혈압강하 · 진정 · 혈관확장작용, 柴胡는 진정작용, 甘草는 진정작용, 陳皮는 진정 · 健胃작용, 半夏는 혈압강하 · 진정 · 制嘔작용이 있다.

vi. 현훈이나 이명 등이 있는 경우

釣藤散(中間~虛證) = 石膏 釣鉤藤 陳皮(橘皮) 麥門冬 半夏 菊花 人蔘 防風 甘草 生薑

[목표] 소위 뇌동맥경화증에서 나이에 따른 두통 어깨결림 현훈 등에 좋다. 특징으로서 오전에는 두통 두중감이 있다. 불면경향을 健忘경향 이명이 있다. 적응이 되지 않는 것은 붉은 얼굴로 충혈경향, 그리고 냉증으로 항상 설사가 잘 나오는 경우이다. 최근 보고에서는 작용기전으로서 중추 세로토닌수용체의 억제, 말초에서 칼슘채널 블로커로서의 작용 등이 거론되고 있다.

[한약의 약능] 石膏 茯笭은 이뇨작용, 釣鉤藤은 혈압강하 · 진정 · 혈관확장작용, 半夏는 혈압강하 · 진정작용, 陳皮(橘皮) 防風 甘草 生薑은 진정작용, 人蔘은 혈압강하 · 혈관확장 진정작용의 보고가 있다.

v. 상기 또는 냉증

八味地黃丸(虛證) = 地黃 山茱萸 山藥 澤瀉 茯笭 牧丹皮 桂皮 附子

[목표] 요통, 또는 허리에서 다리로 탈력감이나 냉증 그리고 저림, 빈뇨(특히 야간), 잘 피로하다. 노인에게 많으며, 복부에서 아래로 탄력이 없으며, 복력은 약하고 특히 제하에 힘이 없다(少腹不仁). 더구나 地黃을 포함하는 본 처방은 위장장애를 초래하는 경우가 있는데, 이를 방지하기 위해서는 식후복용이나 투여량을 줄이는 등의 고려가 필요하다.

[한약의 약능] 地黃은 혈압강하작용, 山藥 澤瀉 茯笭은 이뇨작용, 牧丹皮 桂皮는 항혈전작용, 부자는 혈관확장작용 등이 있다.

(3) 驅瘀血劑

瘀血이 있으면 병용한다.

i. 비교적 체력이 있으면서 상기증이 있고 변비가 잘 생긴다

桃核承氣湯(實證) = 桃仁 桂皮 大黃 甘草 芒硝

[목표] 변비를 동반한 實證에 사용하는 驅瘀血劑이다. 理氣藥과 瀉下藥이 배합된 처방이다. 腹證에서는 좌장골부의 저항 · 압통(少腹急結)을 목표로 사용한다. 월경불순 월경곤란 두통 현훈 어깨결림 등의 수반증상이 있다.

[한약의 약능] 桃仁은 혈압강하작용, 桂皮는 혈관확장작용, 甘草는 진정작용의 보고가 있다.

ⅱ. 체력은 중간정도로 변비가 없는 경우

桂枝茯苓丸(中間證) = 桂皮 芍藥 桃仁 茯苓 牧丹皮

[목표] 체력 중간정도 또는 이 이상으로 혈색은 양호하다. 腹力은 있으며, 臍傍部에 저항 · 압통을 발견한다. 上熱下冷이나 월경통을 수반하는 일이 있다. 細絡 등이 사지말단이나 뺨 등에 보인다. 입술 색이나 혀 색이 자색이다.

[한약의 약능] 驅瘀血劑, 즉 혈액점도를 낮추는 작용을 가지며, 미소순환을 개선시킨다. 활성산소를 억제하는 등의 보고도 있으며, 동맥경화 억제효과가 기대된다. 桂皮는 항혈전작용, 牧丹皮는 응고선용계, 특히 응고활성에 대한 효과가 있다. 茯苓은 이뇨작용, 芍藥은 수렴작용이 있다.

ⅲ. 비교적 체력이 떨어져 있고, 냉증으로 빈혈경향이 있을 때

當歸芍藥散(虛證) = 芍藥 蒼朮 澤瀉 茯苓 川芎 當歸

[목표] 전신권태감 사지냉증 두통 현훈 이명 등의 水滯증상이 있다. 여성의 경우, 대부분 월경이상(무월경 월경곤란 등)을 동반한다.

[한약의 약능] 芍藥은 혈관확장 · 진정작용, 蒼朮은 이뇨 · 진정작용, 澤瀉 茯苓은 이뇨작용, 川芎 當歸는 혈압강하 · 진정 · 혈관확장작용이 있다.

ⅳ. 瘀血이 있으면서 마비측 통증을 동반하는 경우

疏經活血湯(中間證) =當歸 地黃 川芎 蒼朮 茯苓 桃仁 芍藥 牛膝 威靈仙 防己 羌活 防風 龍膽 乾生薑 陳皮 白芷 甘草

[목표] 瘀血과 水滯의 이상이 있을 때 사용한다. 주로 허리 이하 증상(근육통 관절통 신경통)에 유용하다. 그리고 이들 해당부위에 열감이 없을 때 사용한다.

[한약의 약능] 補血을 하는 四物湯에 桃仁 牛膝 川芎으로 瘀血을 없애고, 蒼朮 茯苓 威靈仙 防己 白芷 羌活 防風은 止痛작용을 한다.

5) 증례 검토

증례 1. 소경활혈탕이 주효하였던 시상통 예

[환자] 65세 여성

[주 증상] 우반신 동통과 저림

[과거력] 60세부터 당뇨병, 이상지질혈증, 고혈압증

[현병력] 1995년 4월에 뇌경색으로 우반신저림과 탈력이 발증함. 다른 병원에서 입원 치료로 탈력은 개선되었지만, 저림은 거의 변하지 않고, 동통도 나타났다. 날씨에 따라 악화 된다. 이후 이들 증상에 대한 지속적인 자각으로 힘들게 되었다. 2002년 5월 본원에서 진료를 받고, 한방치료를 시작

함. 그러나 여러 가지 처방으로도 증상의 개선이 보이지 않았다 (續命湯→柴胡桂枝乾薑湯→烏藥順氣散→當歸芍藥散加烏頭→大烏頭煎・桂枝茯苓丸→當歸四逆加吳茱萸生薑湯). 그리고 염산 파록세틴 (Paroxetine HCI) 은 부작용으로 계속적인 복용은 불가능해졌다. Etizolam 임시복용으로 30분정도 증상이 완화되더라도 일상생활에서 지장이 계속되고 있었다. 이듬 해 4월, 치료약제를 결정할 목적으로 본원에 입원하게 되었다.

[소견] 뇌 MRI(입원 시: 그림 13)에서 좌시상부에 스릿트 모양의 오래된 뇌경색을 발견했다. 키 149cm, 몸무게 45kg, 체온 36.3도, 혈압 127/68mmHg, 맥박 104/분, 부정맥(-). 신경소견은 우반신의 표재, 심부감각 둔마, 가벼운 실조와 보행장애 있으며, 때로는 우상지의 무도 아테토제 (athetosis) 가 나타남. 자각증상으로서는 우반신 (특히 상지) 에 저림과 동통이 있으며, 저기압 등에서 악화됨. 오후에는 우하지부종이 나타나며, 동통도 심해진다.

[한방의학적 소견] 脈診은 浮沈中間이며 긴장은 중간정도. 舌診은 암적색으로 腫大하고 濕潤한 白黃苔. 腹診은 腹力中間정도이며, 회맹부를 압박하면 우상지로의 방산통이 있다.

[경과] 瘀血, 水滯, 疼痛 (風濕)으로 疏經活血湯 (전탕제) 으로 하였다. 입원 직후, 약 복용하기 전에 무도아테토제가 2회 나타났지만, 복용 1주일 만에 소실되었다. 게다가 동통도 2/3정도로 되었다. 복용 2주 후에는 10%로 되었다. 그리고 복용 1주일 만에 복부 어혈압통점도 사라졌다.

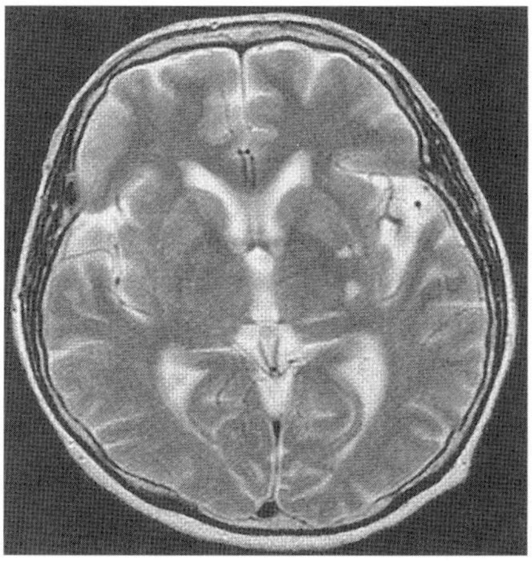

〈그림 13〉 두부 MRI(입원당시)

● 고찰 ●

일반적으로 시상통 치료는 난치성이 많으며, 약물요법이나 외과요법이 있다. 본 증례에서 양약의 약물요법은 그 부작용으로 사용할 수 없었다. 외과요법을 사용하기 전에 한방요법으로 주효하였던 례이다. 疏經活血湯은 四物湯이 기본처방으로 『萬病回春』에 「偏身에 통증이 돌아다니면서 찌르는 것 같고, (중략) 風寒濕의 침범으로 내부에서 熱을 느낀다」로 되어 있다. 즉 瘀血・利水에 의한 疼痛에 유용하다. 瘀血증상인 경우, 낮보다는 야간・새벽에 증상이 심해지는 특징이 있다. 瘀血 감별 처방으로서는 桂枝茯笭丸 加味逍遙散 當歸芍藥散 등이다. 冷症 증상에서는 桂枝加朮附湯 五積散 當歸四逆加吳茱萸生薑湯 등이며, 水滯에 대해서는 麻杏薏甘湯 薏苡仁湯 등이 있다.

증례 2. 뇌경색이 재발한 례에서 전신증상개선에 隨證治療가 유용하였던 예

아급성기 뇌경색 증례에 대해서 저자 본인의 치험례가 없기 때문에 盛克己의 이전 보고를 소개한다.

[환자] 69세 남성

[현병력] 이전에 뇌경색이 있었지만, 다행히 가벼운 왼쪽 편마비만 남길 뿐, 일상생활에서 전혀 지장은 없었다. 그러나 어느 날 아침, 뇌경색이 재발되어 내원하게 되었다.

[소견] CT에서 큰 뇌경색소견을 보였으며, 왼쪽 완전마비로 되어 혼자서는 전혀 움직일 수 없게 되었다. 서양의학적 가료를 하였지만, 개선되지 않았다. 자각증상으로서는 원기가 없으며, 식욕도 떨어져 있었다. 좌하지 동통과 냉증을 호소하고, 안절부절못하면서 불면으로 빠지고, 변비도 있었다.

[한방의학적 소견] 腹診에서 腹力은 중간정도이며, 心下痞硬이 있었다.

[경과] 腹診 결과를 목표로 하여 三黃瀉心湯에 가공附子末을 넣어 사용하였다. 6개월 만에 증상이 개선되어 좌반신의 가벼운 저림만 남게 되었다. 그 이후, 腹診에서 少腹不仁이 있었기 때문에 처방은 八味地黃丸으로 바꾸었으며, 안정적으로 되었다.

[참고] 뇌경색후유증은 대부분 서양의학적으로 치료가 어렵다. 한방약의 좋은 적응이다. 그러나 서양의학에서도 어려운 경우는 한방에서도 난치 경향이므로 침구치료를 병용하는 것도 좋다.

[참고문헌]

1) 菊谷豊彦：保険適用製剤による脳血管障害の漢方治療，現代東洋医学，8 (3)，28，1987.

2) 寺澤捷年：脳血管性痴呆に対する釣藤散の臨床効果?プラセボを対照とした二重盲検試験?長寿科学総合研究（平成７年度），9，22，1996.

3) 松下　哲・他：脳血管障害後遺症，慢性脳循環不全，高血圧症の随伴症状に対する釣藤散（TJ-479の有用性，Geriatric Medicine，33，1331-1341，1995.

4) 伊藤栄一・他：脳梗塞に対するツムラ黄連解毒湯の臨床効果，Geriatric Medicine，29，303-313，1991.

5) 大友英一・他：脳血管障害に対するツムラ黄連解毒湯の臨床的有用性，Cahopantenateを対照とした封筒法によるWell Controlled Study, Geriatric Medicine，29，121-151，1991.

6) 木元博史：急性期脳梗塞に対する漢方薬併用14例の検討，Japan Standard Stroke Registry Study（JSSRS）との比較を中心として，和漢医薬学雑誌，20（2），68-73，2003.

7) 木元博史：急性期脳梗塞における五苓散を主とした漢方併用療法による臓器保護の可能性（ある示唆的なデーター），漢方の臨牀，50（9），1233-1238，2003.

8) 伊藤憲一・他：諸症状を随伴する高血圧症及び脳血管障害〔急性期を除く〕患者に対するカネボウ八味地黄丸の有用性の検討，多施設交差式二重盲検法による調査，診断と治療，76，1096-1114，1988.

9) 植田圭吾・他：疎経活血湯が奏効した視床痛の一例，第60回日本東洋医学会学術総会発表，東京，2009.（症例１の文献）

10) 盛　克己：脳血管障害の漢方治療，現代東洋医学，8，24-27，1987.（症例２の文献）

11) 並木隆雄：脳血管障害，高齢者のための漢方薬ベストチョイス，折茂　肇・丁宗鐵編，医学書院，122-124，1999.

12) 並木隆雄：脳血管障害，漢方内科，メディカルユーコン，京都，70-75，2007.

11. 동맥경화증

● 요점 ●

한방약치료의 적응은 단독이든, 양약과의 병용이든 모두 좋다. 경증에서는 단독, 중간정도 이상에서는 대부분 병용요법이다. 특히 부작용 등이 나타나기 쉬운 고령자나 또는 동맥경화의 복수위험인자 (고콜레스테롤혈증, 고혈압증, 당뇨병, 노화, 성별[남성], 가족력 등)을 가지고 있는 경우, 무증상의 증례에 장기간 사용함으로써 그 효과는 느리지만, 안전성이 높은 한방약물이 유용하다. 게다가 한방약에 포함되어 있는 항산화물 투여에 의한 치료효과도 기대할 수 있다.

1) 병태

지금까지 알려져 있는 동맥경화의 成因을 간단하게 설명하고자 한다. 현재까지의 가설은 LDL이 내막에 들어가 산화되면 변성 LDL로 된다. 내막 내에서 단구에서 변화된 macrophage는 scavenger receptor에서 그것을 이물질로 인식하여 잡아먹는다. 변성 LDL을 잡아먹은 macrophage는 포말세포로 되고, 이것이 내막 내에 침착하여 동맥경화를 형성한다.

2) 서양의학에서의 대응

동맥경화에는 고전적으로 다음의 위험인자가 있다.

고콜레스테롤혈증, 고혈압증, 당뇨병, 흡연, 노화, 성별 (남성), 가족력 등이 있다. 이들 가운데 앞의 세 가지는 거의 치료법이 확립되어 있다. 고콜레스테롤혈증에서는 식사요법과 필요하다면 복용약인 스타틴, 프로브콜, 크로피브레이트 등의 투여. 고혈압에서는 염분제한이나 내복약 (Ca channel blocker, βblocker, ACE inhibitor 등) 이 사용된다. 당뇨병은 식사요법이 기본이고, 병형에 따라서는 내복약이나 인슐린이 사용된다. 그리고 흡연은 혈관을 수축시키는데, 비흡연자에 비하여 흡연자는 관상동맥이나 뇌동맥에서 1.6배, 말초동맥에서는 5배 비율로 동맥경화로 되기 쉽다는 것이 역학조사에서 밝혀졌다. 나아가 금연기간 정도에 정비례하여 위험도가 낮아진다는 것도 알려졌다. 이와 같은 사실에서 흡연은 전면적으로 금연이 원칙이다. 나머지 세 인자는 어쩔 수 없는 비가역적인 요소들이다.

이 외에도 여러 가지 위험인자가 보고되고 있지만, 아직 명확한 결론이 나와 있는 상태는 아니다.

3) 한방의 적응과 치료지침

동맥경화의 경우, 대부분 무증상에 장기간 사용하기 때문에 효과는 마일드 하더라도, 안전성이 높은 약물이 유용하다. 특히 고령자에서는 합병증이 많고, 또한 부작용도 나오기 쉽기 때문에 혈청지질만을 낮추는 것은 젊은 사람에 비하여 낮은 목표치를 설정하고 있다. 그러나 고령자의 혈청지질은 낮은 수치보다 약간 높은 편이 여명을 길게 하고, 활동적이라는 보고도 있기 때문에 중간정도의 고지혈증에서는 한방약에 포함된 항산화물 투여에 의한 치료효과도 기대된다. 일부의 보고이지만, 프로브콜 등의 신약에서 나타나는 HDL콜레스테롤 저하를 한방약과의 병용에서는 거꾸로 상승시켰다는 보고도 있다. 보다 심한 고지혈증 환자에서는 병용으로 효과가 증강된다. 당뇨병에 합병한 고지혈증에 大柴胡湯을 사용한 다시설 시험보고에서는 총콜레스테롤을 유의하게 낮추었다. 그러나 HDL콜레스테롤은 정상범위 내에서 변화가 없었다.

지금까지 지질이상 개선으로 알려진 한방약 성분 가운데는 항고지혈증작용이나 항산화물작용이 있는 한약이 포함되어 있다. 예를 들어 大柴胡湯을 투여하면 혈청의 과산화지질 저하가 유의하게 나타난다. β-시트스테롤이 포함되어 콜레스테롤 흡수저해작용이 있다. 그리고 大柴胡湯은 중성지방 흡수를 유의하게 억제한다는 보고가 있다. 柴胡 성분 가운데 사이코사포닌에는 카이로미크론 생성억제작용이 있어, 지방흡수억제작용이 있다. 사이코사포닌이나 약용 人蔘 사포닌인 진세노사이드에는 총콜레스테롤 저하, triglyceride 저하, HDL콜레스테롤 상승이 인정되고 있다. 黃芩에 대해서도 플라보노이드, 특히 바이카레인(Baicalein), 바이카린(Baicalin)에 항동맥경화작용의 보고가 있다. 甘草 주 성분인 글리시리친(Glycyrrhizin)에도 항동맥경화작용의 보고가 있다. 미소순환장애라고 일컫는 瘀血병태를 개선시키는 桂枝茯苓丸은 혈청지질에 직접적인 영향은 적지만, 지질 과산화를 억제한다는 보고가 있다.

4) 치료 처방

(1) 체력이 있으면서 변비기미 또는 내장비만이 있고, 복부가 팽만한 느낌이 있는 경우

大柴胡湯(實證) = 柴胡 黃芩 半夏 枳實 芍藥 大黃 生薑 大棗

[목표] 腹力에 탄력이 있으며 단단하고, 胸脇苦滿(자각적으로 季肋下에 결리는 느낌과 함께 타각적으로도 저항 · 압통이 있는 상태)이 있을 때 사용한다(야윈형에는 신중투여). 변비경향이 있으며, 단단한 체격에 내장비만형 체형에 응용한다. 변비 등의 개선도 포함하여 체중이 감소됨과 함께 증상개선과 고혈압증 개선이 있다. 大黃이 포함되어 있는 경우, 설사 등의 부작용이 나오는 것도 있으므로 투여 전에 환자에게 충분한 설명을 한다. 제제에 따라서는 大黃을 뺀 제품도 나오고 있다 (大柴胡湯去大黃).

[한약의 약능] 柴胡에는 진정 · 항염증 · 지질개선작용이 있다. 黃芩에는 혈압강하 · 이뇨 · 혈관

확장작용, 半夏는 혈압강하 · 진정작용, 芍藥에는 혈관확장 · 진정작용이 있다.

(2) 비교적 체력이 있고 심계항진, 불면, 안절부절 못함 등의 신경증상이 있는 경우

柴胡加龍骨牡蠣湯(實證) = 柴胡 半夏 桂皮 茯笭 黃芩 大棗 人蔘 龍骨 牡蠣 生薑 (大黃)

[목표] 신경과민증상이 있어, 이를 진정시키는 목표를 가지고 있다. 動悸와 흉통, 호흡곤란 또는 대부분 不定愁訴를 가진다. 빈맥발작에 사용하는 일도 있다. 근육질로 비만경향이며, 상복부의 긴장감이 강하다 (胸脇苦滿). 대부분 변비경향이다. 제품에 따라 大黃이 포함된 엑기스제제와 그렇지 않은 엑기스제제가 있으므로 변비 유무에 따라 구분하여 사용해야 한다.

[한약의 약능] 柴胡 龍骨 牡蠣에는 진정작용, 黃芩에는 혈압강하 · 이뇨 · 진정 · 혈관확장작용, 半夏는 혈압강하 · 진정작용, 桂皮는 혈압강하 · 진정 · 혈관확장작용, 茯笭은 이뇨작용, 人蔘은 혈압강하 · 혈관확장 · 진정작용, 生薑은 진정작용이 알려지고 있다.

(3) 비교적 체력이 있으면서 상기기미에 안면홍조하고 정신불안하며 변비경향의 고혈압증

三黃瀉心湯(實證) = 大黃 黃連 黃芩

[목표] 중간정도의 몸집에 붉은 얼굴, 상기 혹은 심하게 안절부절못하는 사람들이 변비경향

[한약의 약능] 黃連은 진정 · 혈압강하, 黃芩은 혈압강하 · 이뇨 · 진정 · 혈관확장작용이 있다. 부작용으로서 간질성 폐렴의 보고가 있다.

(4) 비교적 체력이 있으며, 上氣기미에 안절부절못하는 경향

黃連解毒湯(中間證) = 黃芩 黃連 山梔子 黃柏

[목표] 중간정도의 몸집에 붉은 얼굴은 아니지만, 심하게 안절부절못하는 경우

[한약의 약능] 黃芩에는 혈압강하 · 이뇨 · 진정 · 혈관확장작용, 黃連 黃柏은 진정 · 혈압강하작용, 山梔子는 혈압강하작용이 있다.

(5) 내장비만, 변비가 있으며, 胸脇苦滿이 없는 경우

防風通聖散(實證) = 黃芩 甘草 桔梗 石膏 白朮 大黃 荊芥 山梔子 芍藥 川芎 當歸 薄荷 防風 麻黃 黃連 生薑 滑石 芒硝

[목표] 비만기미로 체력이 충실하고 변비경향이다. 胸脇苦滿은 없다.

[한약의 약능] 黃芩에는 이뇨와 항동맥경화작용 · 지질대사개선작용, 甘草에는 항당뇨병작용 · 항동맥경화작용, 桔梗은 이뇨 · 진정 · 혈당강하작용, 石膏 白朮은 이뇨작용, 山梔子는 지질대사개선작용, 芍藥은 진정 · 혈관확장작용, 川芎은 혈압강하 · 진정 · 혈관확장작용, 當歸는 혈압강하 · 진정 · 혈관확장작용, 薄荷는 진정 · 혈관확장작용, 防風은 혈압강하 · 진정작용, 麻黃은 발열 · 교감신경흥분유사작용 · 혈당강하작용, 滑石은 이뇨작용이 있다. 복수의 한약은 진정 · 이

뇨・혈당강하・지질대사개선작용이 보고되고 있다.

(6) 허약체질로 피로감을 호소하는 경우

補中益氣湯(虛證) = 黃耆 蒼朮 人蔘 當歸 柴胡 大棗 陳皮 甘草 升麻 生薑

[목표] 허약체질로 특히 소화기능이 허약하며, 피로감을 호소하는 경우에 최적이다. 특히 체력에 불문하고 사용할 수 있다.

[한약의 약능] 黃耆 人蔘 柴胡에는 항동맥경화・항염증작용이 있다.

(7) 고령자로 야간빈뇨가 있으며, 하반신의 허탈감과 요통을 수반하는 경우

八味地黃丸(虛證) = 地黃 山茱萸 山藥 澤瀉 茯苓 牧丹皮 桂皮 附子

[목표] 배뇨이상 중 야간빈뇨가 특징적이다. 하반신 허탈감, 냉증이나 지각이상을 동반한다. 이를 한방적으로 腎虛라고 한다. 타각소견에서는 하복부에 연약(臍下不仁)함이 있다. 地黃이 소화기증상을 일으키기 쉽기 때문에 위장이 허약한 사람들은 식후 복용하게 한다든지, 1일 1회 양으로 줄이는 것이 좋다.

[한약의 약능] 地黃은 혈압강하작용, 山藥 澤瀉 茯苓은 이뇨작용, 牧丹皮 桂皮는 항혈전작용, 附子는 혈관확장작용 등이 있다.

(8) 驅瘀血劑

단독으로 사용하는 일도 있지만, 대부분 앞서 소개한 한약물과 병용한다. 체질을 보고 구분하여 사용한다.

ⅰ. 瘀血이 있으며, 紫斑 등이 보일 때

桂枝茯苓丸(中間證) = 桂皮 芍藥 桃仁 茯苓 牧丹皮

[목표] 체력 중간정도 혹은 이 이상으로 혈색이 좋다. 腹力이 있으며, 臍傍部에 저항・압통을 발견한다. 上氣와 冷症, 월경통을 동반하는 일이 있다. 細絡 등이 사지 말단이나 뺨 등에 보인다. 입술 색이나 혀가 자색을 띤다.

[한약의 약능] 驅瘀血作用, 즉 혈액점도를 낮추는 작용을 가지며, 미소순환을 개선시킨다. 활성산소의 억제 등도 보고되고 있으며, 동맥경화 억제효과가 기대된다. 桂皮는 항혈전작용, 牧丹皮는 응고선용계, 특히 응고활성에 대하여 효과가 있다. 茯苓은 이뇨작용, 芍藥은 수렴작용이 있다.

ⅱ. 비교적 체력이 있으면서 (桂枝茯苓丸 보다 체력 있음) 상기되며 변비가 있는 경우

桃核承氣湯(實證) = 桃仁 桂皮 大黃 甘草 芒硝

[목표] 변비를 동반한 實證환자에게 사용하는 驅瘀血劑이다. 理氣藥과 瀉下藥이 배합되어 있다.

월경불순 월경곤란이나 두통 현훈 어깨결림 등의 수반증상이 있다. 하복부에 저항 · 압통(少腹急結)이 있다.

[한약의 약능] 桃仁은 응고선용계활성 · 혈압강하작용, 桂皮는 혈관확장작용, 甘草는 진정작용, 芒硝는 緩下작용이 있다.

iii. **桂枝茯笭丸證보다 체력이 떨어지고, 水毒경향이 있는 경우**

當歸芍藥散(虛證) = 當歸 川芎 芍藥 茯笭 白朮 澤瀉

[목표] 虛證의 驅瘀血劑로서 사용되지만, 血虛 水滯 가벼운 瘀血을 사용목표로 한다. 이수효과가 있는 생약과 補血藥인 當歸 川芎, 그리고 活血藥인 當歸 芍藥으로 구성된다.

[한약의 약능] 當歸 川芎에는 活血作用이 있으며, 白朮에는 이뇨작용이 인정되고 있다.

[참고문헌]

1) 中川良隆：動脈硬化症，漢方治療指針，矢数圭堂・松下嘉一編，緑書房，120-124，1999.

2) 並木隆雄：動脈硬化・虚血性心疾患，高齢者のための漢方薬ベストチョイス，折茂　肇・丁宗鐵編，医学書院，125-128，1999.

3) 並木隆雄：大動脈瘤，漢方治療指針，矢数圭堂・松下嘉一編，緑書房，130-132，1999.

4) 並木隆雄：動脈硬化，漢方内科，メディカルユーコン，京都，92-97，2007.

12. 당뇨병

● 요점 ●

I 형 당뇨병은 인슐린치료가 원칙이며, 한방약은 합병증 치료에 사용한다.
II형 당뇨병에는 한방치료 적응이 있다. 비교적 초기 당뇨병에서는 한방 단독으로 치료한다. 합병증이 일어난 중간정도 이상에서는 양약과의 병용으로 치료한다. 당뇨병성 합병증 치료에도 사용할 수 있다. 특히 당뇨병성 3대 합병증인 당뇨병성 신경증, 망막증, 신증 등의 세동맥 혈관장애에 유용한 경우가 많다.

1) 병태

췌장의 랑겔한스 섬에서 인슐린 합성, 인슐린 분비기능저하, 혹은 인슐린 그 자체의 이상, 인슐린 작용 부전 등이 원인으로 되어 인슐린작용이 모자라거나 감소한 병태이다. 진단기준으로서는 공복 시 혈당이 126mg/*dl* 이상 또는 75g포도당부하 시험 후 2시간치가 200mg/*dl*이상이 되면 당뇨병형으로 진단할 수 있다. 2회 이상의 검사에서 여기에 해당하든지, 아니면 1회 검사에 추가하여 다음 다뇨 등의 증상이 더해지면 당뇨병으로 진단된다.

분류는 자기면역기전에 의하여 I 형 당뇨병에서는 인슐린 분비가 없어지는 상태이다. II형 당뇨병에서는 비만이나 고지혈증, 가족력 또는 스트레스가 위험인자로 된다. 오랜 기간 고혈당상태를 유지하였다든지, 내복약을 계속한 나머지 췌장이 피폐되어 I 형 당뇨병으로 되는 경우도 있다.

2차성 당뇨병 병인으로서 췌장질환, 체장적출, 과다음주에 의한 만성 췌장염, 급성췌장염, 약제성 등이 있다. 증상으로서는 전신권태감, 탈수, 다뇨 · 빈뇨, 탈수에 의한 口渴과 多飮이 있다. 생명에 관계되는 합병증으로서는 대사성 산증에 의한 혼수 (인슐린이 고갈되어 있으면 세포 내에서 당을 이용할 수 없게 된다. 이 때문에, 이를 대신하여 단백과 지방이 분해되고, 그 산물로서 케톤체가 생긴다), 혹은 고삼투압 비케톤성 당뇨병 혼수 등이 있다. 3대 합병증으로서는 세동맥경화에 의한 신경증, 망막증, 腎症이 있고, 기타로 백내장이나 대혈관의 동맥경화 등이 있다.

2) 서양의학에서의 대응

식사요법과 운동요법이 기본으로 된다. I 형 당뇨병에서는 인슐린 치료가 필수적이다. II형 당뇨병에서는 식사요법과 운동요법을 기본으로 하면서 불충분한 경우에 약물요법을 병행한다.

(1) I 형 당뇨병

인슐린 치료가 원칙이며, 합병증(당뇨병성 신경증, 腎症, 백내장 등)만 한방치료 적응이 된다 (합병증 치료는 뒤에서 설명).

(2) II 형 당뇨병

기본은 식사요법이다. 신장의 합병증이 없으면 표준체중 × 30Kcal로 행한다. 경증 당뇨병에서는 식사 · 운동요법에 더하여 한방치료가 유효한 경우가 있다. 중등도 이상 병태에서는 식사 · 운동요법과 고혈당에 대하여 약을 복용하거나 인슐린 치료를 한다. 이때 당뇨병에 의한 합병증 (당뇨병성 신경증, 腎症, 백내장 등)이 있으면 이들에 대하여 충분한 치료를 한다.

3) 한방의 적응과 치료지침

당뇨병은 消渴이라 부르는 병태에 해당한다고 알려져 있다. 즉, 입이 마르고, 물을 아무리 마셔도 체내에서 사라지고, 소변이 적어지는 등의 증상이 있는 병태를 말한다. 그러나 이와 같은 병태를 당뇨병으로 나타내는 경우는 어느 정도 고혈당치를 나타내는 상태이다. 발증 초기에 합병증이 나오지 않는 시기에는 급격하게 나타나는 당뇨병 (주로 I 형)을 제외하면, 거의 대부분 증상이 없다. 이 때문에 오늘날, 한방치료의 적응은 증상을 목표로 하는 외에, 증상이 적은 경증 당뇨병에서는 그 위험인자에 대한 한방치료를 하게 된다. 앞에서 말했듯이 당뇨병은 인슐린이 완전히 없어진 I 형 당뇨병과 인슐린이 분비가 부족한 II 형 당뇨병으로 크게 나누어진다. I 형 당뇨병의 직접치료는 인슐린 치료 때문에 당뇨병 자체는 한방 치료 적응이 되지 않는다. 이 경우에는 합병증 치료에 한방이 적응된다. 한방약은 병용요법이 원칙이다. II 형 당뇨병에서는 당뇨병 직접 치료에 경증이라면 한방 단독 또는 병용치료, 중등도 이상이면 병용으로 사용하는 것이 가능해진다. 당뇨병 합병증 치료에도 사용하는 일이 있다.

(1) II 형 당뇨병에 사용되는 한방약

합병증이 없이 증상만 있는 비교적 발증 초기 당뇨병에 단독 또는 양약과의 병용으로 사용하는 처방이 있다.

ⅰ. 초기: 젊은이 ~ 중장년에서 비만 경향

① 심한 구갈과 多飮, 多尿 경향의 당뇨병

白虎加人蔘湯(實證) = 石膏 知母 甘草 人蔘 粳米

[목표] 체력이 있으면서 심한 口渴(消渴)을 목표를 사용한다. 마시는 물이 많기 때문에 다뇨라는

점이 고혈당의 증상과 목표가 일치한다. 열감이 있고, 뚜렷한 발한도 있다. 그리고 피부 소양감이 있을 때도 사용하면 좋다. 당뇨병에서는 濕疹이 있기도 하는데, 이 경우 국소 열감과 소양감을 목표로 사용한다.

[한약의 약능] 石膏와 知母가 주체이며, 다 함께 해열작용을 가진다. 人蔘은 잃어버린 체액을 滋潤 시키면서 보충하는 작용이 있다.

② 체력이 있으면서 내장비만이 있고, 胸脇苦滿이 있는 경우

大柴胡湯(實證) = 柴胡 黃芩 半夏 枳實 芍藥 大黃 生薑 大棗

[목표] 체력이 있고, 胸脇苦滿 (자각적으로 季肋 밑이 팽만함과 더불어 타각적으로도 저항 압통이 있는 상태)이 있을 때 사용한다. 체격은 비교적 몸집이 큰 단단한 근육질 경향을 보이며, 복부 둘레가 커서 太鼓腹이다. 변비 등의 개선도 포함하여 체중이 감소됨으로써 증상과 함께 고혈압증이 개선된다.

[한약의 약능] 柴胡에 진정 · 항염증 · 지질개선작용이 있다. 黃芩에는 혈압강하 · 이뇨 · 혈관확장작용, 半夏는 혈압강하 · 진정작용, 芍藥에는 혈관확장 · 진정작용이 있다.

③ 비교적 체력이 있으며, 내장비만이 많으나, 胸脇苦滿은 없는 경우

防風通聖散(實證) = 黃芩 甘草 桔梗 石膏 白朮 大黃 荊芥 山梔子 芍藥 川芎 當歸 薄荷 防風 麻黃 連翹 生薑 滑石 芒硝

[목표] 비만경향이며, 체력이 충실하고 변비기미, 그러나 胸脇苦滿은 없다. 복부 둘레가 크고 太鼓腹인 변비가 있는 경우가 많고, 특히 내장비만이 있는 경우에 사용하면 체중감소에 의해 간접적으로 혈당이 개선된다. 大柴胡湯과의 감별은 胸脇苦滿이 없다는 것이다. 어느 쪽인지 판별하기 어려운 경우에는 防風通聖散 쪽이 설사 등의 부작용이 잘 발생하지 않기 때문에 쉽게 사용할 수 있다. 설사도 軟便 정도가 많고, 수일 안에 해결되는 현상이 있어, 認容性이 높은 인상이 있다.

[한약의 약능] 黃芩은 이뇨 또는 항동맥경화작용 · 지질대사개선작용, 甘草에는 항당뇨병작용 · 항동맥경화작용, 桔梗은 이뇨 · 진정 · 혈당강하작용, 石膏 白朮은 이뇨작용, 山梔子는 지질대사개선작용, 芍藥은 진정 · 혈관확장작용, 川芎은 혈압강하 · 진정 · 혈관확장작용, 當歸는 혈압강하 · 진정 · 혈관확장작용, 薄荷는 진정 · 혈관확장작용, 防風은 혈압강하 · 진정작용, 麻黃은 발열 · 교감신경흥분유사작용 · 혈당강하작용, 滑石은 이뇨작용이 있다. 복수의 한약으로 진정 · 이뇨 · 혈당강하 · 지질대사개선작용이 보고되고 있다.

ii. 가벼운 고령자의 당뇨병

① 고령자로서 냉증이 있고, 하반신의 탈력이 있는 경우

八味地黃丸(虛證) = 地黃 山茱萸 山藥 澤瀉 茯苓 牧丹皮 桂皮 附子

[목표] 요통, 또는 허리에서 다리로 탈력감이나 냉증 그리고 저림, 빈뇨(특히 야간), 잘 피로하다. 노인에게 많으며, 복부에서 아래로 탄력이 없으며, 복력은 약하고 특히 제하에 힘이 없다(少腹不仁). 더구나 地黃을 포함하는 본 처방은 위장장애를 초래하는 경우가 있는데, 이를 방지하기 위해서는 식후복용이나 투여량을 줄이는 등의 고려가 필요하다.

[한약의 약능] 地黃은 혈압강하작용, 山藥 澤瀉 茯笭은 이뇨작용, 牧丹皮 桂皮는 항혈전작용, 부자는 혈관확장작용 등이 있다.

淸心蓮子飮(虛證) = 麥門冬 茯笭 黃芩 車前子 人蔘 黃耆 甘草 蓮子肉 地骨皮

[목표] 위장이 허약하고, 비교적 체력이 떨어져 있는 사람이 만성적으로 배뇨곤란, 배뇨통 등을 호소할 때 사용한다.

[한약의 약능] 黃芩 麥門冬은 熱과 부종을 내리게 하며, 茯笭 車前子는 이뇨작용, 人蔘 黃耆는 滋養 · 强壯작용, 蓮子肉은 정신을 안정시킨다.

(2) 합병증의 치료

ⅰ. 당뇨병성 신경장애

① 고령자에게 냉증이 있으며, 하반신에 심한 저림이 있을 때

牛車腎氣丸(虛證) = 地黃 牛膝 山茱萸 山藥 車前子 澤瀉 茯笭 牧丹皮 桂皮 附子

[목표] 八味地黃丸에 牛膝 車前子를 가한 것. 야간 빈뇨 등 水毒 경향이 심한 경우에 사용한다. 하지의 저린감에 유용. 대규모 임상시험에서 메코발라민 (Vit B12) 와 비하여 저린감, 자율신경증상 (기립성 저혈압) 을 보다 개선시켰다. aldose reducutase 저해제를 함유하고 있다는 보고가 있다.

② 냉증으로 비교적 체력이 떨어진 사람으로 사지 운동장애 등을 호소하는 경우

桂枝加朮附湯(虛證) = 桂皮 芍藥 大棗 生薑 甘草 蒼朮 附子

[목표] 微熱, 盜汗, 손의 早朝强直, 소변량 감소 등을 호소하는 것.

[한약의 약능] 桂枝湯에 附子가 들어간 처방으로, 附子의 성분인 aconitine은 진통작용이 있다.

③ 체력이 중간정도되며 허리에서 다리로 근육 · 관절 · 신경이 아픈 경우

疏經活血湯(中間證) = 芍藥 地黃 川芎 蒼朮 當歸 桃仁 茯笭 牛膝 陳皮 防風 防己 龍膽 甘草 白芷 生薑 威靈仙 羌活

[목표] 당뇨병 신경장애에서 疼痛이 주가 되며 허리에서부터 아래로 발생하는 疼痛을 목표로 사용한다.

[한약의 약능] 補血하는 四物湯에 桃仁 牛膝 川芎으로 瘀血을 제거하고, 蒼朮 茯笭 威靈仙 防己 白芷 羌活 防風은 止痛작용을 하고 있다.

④ 당뇨병성 신경증으로 현훈, 두통을 호소하는 경우

半夏白朮天麻湯(中間證) = 陳皮 半夏 白朮 茯笭 天麻 黃耆 澤瀉 人蔘 黃柏 生薑 麥芽 乾薑

[목표] 비교적 체력이 저하된 胃腸虛弱한 사람이 오심, 구토, 전신권태감 등을 동반하는 경우에 사용한다. 복부는 연약하며 胃部振水音을 발견하는 경우.

[한약의 약능] 白朮 茯笭 澤瀉는 이뇨작용, 陳皮 半夏 人蔘 黃柏 生薑 麥芽는 健胃 · 정장작용, 黃耆 麥芽는 자양작용이 있다.

ii. 당뇨병성 망막증

① **단순성 망막증**

桂枝茯苓丸(中間證) = 桂皮 芍藥 桃仁 茯笭 牧丹皮

[목표] 단순성 망막증이 주 적응증으로 瘀血 소견이 있으면 사용한다. 증식성인 경우, 출혈을 촉진하는 경우도 있으므로 신중하게 투여한다.

[한약의 약능] 桂皮 桃仁 牧丹皮에는 항혈전작용, 桃仁에는 혈압강하작용, 茯笭은 이뇨작용을 가진다.

② **당뇨병의 안저출혈**

溫清飮(中間證) = 地黃 芍藥 川芎 當歸 黃芩 黃柏 黃連 山梔子

[목표] 당뇨병의 안저출혈에 사용한다. 체력이 중간정도로서 불안, 불면, 상기 등의 신경증상이 있고, 출혈경향이다. 피부가 건조하여 있고, 때로는 피부 소양감이 심하다.

[한약의 약능] 黃連解毒湯과 四物湯을 합방하여 止血작용을 가진다.

③ **당뇨병성 망막증 · 당뇨병성 백내장**

八味地黃丸(虛證) = 地黃 山茱萸 山藥 澤瀉 茯笭 牧丹皮 桂皮 附子

[목표] 고령자에서 야간 빈뇨가 있으며, 하반신 허탈감과 요통, 냉감, 저림과 배뇨장애 (특히 야간 빈뇨) 가 잇는 경우. 타각적으로는 상복부에 비하여 하복부의 연약 (臍下不仁) 이 있다. 위장장애를 일으키는 경우에는 야간 1회로 내복하는 것이 좋은 경우가 많다.

[한약의 약능] 地黃은 혈압강하, 山藥 澤瀉 茯笭은 이뇨작용, 牧丹皮 桂枝는 미소순환작용이 있다. 附子는 혈관확장작용 등이 있다.

iii. 당뇨병성 신증

① **위장이 허약하고 비교적 체력이 저하되어 있는 사람의 비뇨기증상**

淸心蓮子飮(虛證) = 麥門冬 茯笭 黃芩 車前子 人蔘 黃耆 甘草 蓮子肉 地骨皮

[목표] 위장이 허약하고, 비교적 체력이 떨어져 있는 사람이 만성적으로 배뇨곤란, 배뇨통 등을 호소할 때 사용한다.

[한약의 약능] 黃芩 麥門冬은 熱과 부종을 내리게 하며, 茯笭 車前子는 이뇨작용, 人蔘 黃耆는 滋養 · 强壯작용, 蓮子肉은 정신을 안정시킨다.

② **水滯증상과 瘀血증상이 있는 경우**

當歸芍藥散(虛證) = 芍藥 蒼朮 澤瀉 茯笭 川芎 當歸

[목표] 전신권태감 사지냉증 두통 현훈 이명 등 水滯증상이 있다. 여성의 경우, 월경이상 (무월경 월경곤란증 등) 을 수반하는 경우가 많다.

[한약의 약능] 芍藥은 혈관확장 · 진정작용, 蒼朮은 이뇨 · 진정작용, 澤瀉는 이뇨작용, 茯笭은 이뇨작용, 川芎 當歸는 혈압강하 · 진정 · 혈관확장작용이 있다.

③ **경증의 당뇨병성 신증**

柴笭湯(虛證) = 柴胡 澤瀉 半夏 黃芩 蒼朮 大棗 猪笭 人蔘 茯笭 甘草 桂皮 生薑

[목표] 小柴胡湯과 五苓散의 합방이다. 초기 당뇨병성 신증에 유용하다. 胸脇苦滿이 있으며, 口渴, 小便不利가 적응증이다.

[한약의 약능] 柴胡는 항염증작용, 澤瀉 猪苓 茯苓은 이뇨작용이 있다.

[참고문헌]

1) 佐藤祐造：糖尿病性神経障害，漢方治療のＡＢＣ，日本医師会編，医学書院，東京，93-94, 1992.
2) 湯原淳之：糖尿病，漢方保険診療指針〔改訂版〕，日本東洋医学会，東京，186-193，1993.
3) 湯原淳之：漢方治療指針，糖尿病，矢数圭堂・松下嘉一編，緑書房，267-271，1999.
4) 並木隆雄：糖尿病，漢方内科，メディカルユーコン，京都，431-437，2007.
5) 福沢素子：糖尿病，専門医のための漢方医学テキスト，日本東洋医学会学術教育委員会編集，日本東洋医学会，229，2009.

13. 이상지질혈증

● 요점 ●

[한방약이 단독으로 유용한 경우]

ㄱ. 경증의 고지혈증

ㄴ. 체중감소가 필요한 병태

ㄷ. 식사 · 운동요법이 곤란한 병태

ㄹ. 양약으로 부작용이 나오는 병태

[한방약이 양약과 병용으로 유용한 경우]

ㄱ. 가족성 고지혈증을 포함하여 원칙적으로 모두 가능한 병태이다

[양약이 유용한 병태]

ㄱ. 콜레스테롤치 만을 낮추고자 할 때

1) 병태

2007년, 일본동맥경화학회는 「동맥경화성 질환의 예방 가이드라인 · 2007년 판」을 공표하였다. 바뀐 점은 널리 알려져 사용되고 있는 「고지혈증」이라는 질환명을 「이상지질혈증」으로 바꿀 방침이라는 사실을 못 박았다. 높을수록 더 좋은 HDL-C수치가 낮은 경우에도 「고지혈증」으로 부르는 것은 알맞지 않다는 지적이다. 그리고 총 콜레스테롤 수치를 예방 또는 진료 기준으로 하는 것을 지양하고, 그 대신에 LDL 콜레스테롤 (LDL-C) 수치와 HDL콜레스테롤 (HDL-C) 수치를 제 각각 별도로 설정하였다.

지질이상은 素因(주로 유전자 이상)을 바탕으로 하여 일어나는 원발성 고지혈증과 2차성 고지혈증으로 나누어진다. 원발성 고지혈증은 현상형 분류를 기본으로 한 WHO분류가 널리 사용되며, 5형6종류로 나누어진다. 지질대사의 합성계 항진이상, 분해계의 이상을 감별하고, 여기에 더 나아가 유전자 해석, 효소저해인자의 유무를 검색하여 분류를 한다. 2차성고지혈증은 갑상선 기능저하증, 당뇨병, 통풍, 신증후군 등에 속발하여 일어난 지질대사이상이다. 알코올 섭취, 항이뇨제, β차단제투여도 고지혈증을 유발한다. 고지혈증은 동맥경화의 위험인자이고, 그 결과 뇌혈관장애나 허혈성심질환을 비롯하여 전신의 동맥경화를 일으킨다. 혈액 중의 지질에는 콜레스테롤, 중성지방 (Triglyceride), 인지질, 지방산이라는 것이 있다. 이들은 체내 세포막을 구성하여 스테로이드 호르몬 재료로 되는 등 필수성분이지만, 혈액 중의 지질이 과잉되면 동맥경화를 야기한다고 알려져 있다. 비중이 무거운 HDL콜레스테롤은 천사콜레스테롤로 불리며, 수치가 높을수록 동맥경화를 낮춘다. 이와 반대로 비중이 가벼운 LDL콜레스테롤은 높을수록 동맥경화를 진행시킨다. 높은 콜레스테롤만큼 대부분 높은 LDL치를 나타낸다. 산화된 LDL로 되어 혈관벽에 들어붙어 동맥경화를 진행시킨다는 설명이다. 원인은 유전적 체질

〈표 11〉 이상지질혈증과 진단기준 (공복시 채혈)

고 LDL Cholesterol 혈증	LDL Cholesterol	140mg/dl 이상
저 HDL Cholesterol 혈증	HDL Cholesterol	40mg/dl 미만
고 Triglyceride 혈증	Triglyceride	150mg/dl 이상

- 이 진단기준은 약물요법 개시기준을 표기하는 것은 아니다.
- 약물요법의 적응에 관해서는 다른 위험인자도 고려하여 결정해야 한다.
- LDL-C 수치는 직접측정법을 사용하거나 Friedewaid 식으로 계산한다.

(「동맥경화성 질환 예방 가이드라인 2007년판」에서)

및 왜곡된 생활 (식습관이나 운동부족) 과 관련되어 있어, 생활습관병의 하나로 생각된다. 치료 목표는 이상지질혈증을 개선하여 동맥경화를 예방함으로써 심장이나 혈관 질병의 방지이다. 중성지방은 당질과 관련되어 있다. 지나친 당분섭취로 비만이 되는 것은 과잉된 당이 체내에서 중성지방으로 되며, 이것이 나아가 피하지방으로 변화하여 비만원인으로 되기 때문이다. 중성지방도 식생활개선이나 운동을 적극적으로 함으로써 줄이는 것이 가능해진다.

2) 서양의학에서의 대응

먼저 식사요법, 운동요법을 시행하고, 이렇게 하더라도 효과가 나타나지 않으면 약제를 함께 투여하는 것이 기본이다.

(1) 식사요법과 운동요법

치료의 기본은 식사요법이고, 최대 20%줄이는 것을 권장한다. 고콜레스테롤혈증에서는 콜레스테롤 섭취량을 하루 200~300mg이하로 한다. 음식물 섬유 섭취는 음식물 중 콜레스테롤 흡수를 줄인다. 그리고 고중성지방에서는 1일 설탕섭취를 50g이하로 한다. 일본청주 1合 정도의 알코올은 HDL콜레스테롤을 증가시켜 좋은 효과를 가져 온다. 그러나 이 이상의 양이면 중성지방을 증가한다. 그리고 생선 지방은 다가불포화지방산 (polyunsaturated fatty acid) 을 많이 함유하고 있다. 대표적인 것으로 EPA (eicosapentaenoic acid, 에이코사펜타에노산) 이나 DPA (Docosapentaenoic acid, 도코사펜탄산) 가 있는데, 이들은 지질이상을 개선하는 작용을 가짐으로 육식보다는 등푸른 생선을 섭취한다. 운동요법에서는 지속적인 적절한 운동으로 체중을 감소시키면 총콜레스테롤과 중성지방의 감소, HDL 콜레스테롤증가를 가져온다.

(2) 약물요법

식사요법 및 운동요법을 하더라도 혈청지질 저하가 나타나지 않는 경우는 유전적 요소를 가진 가족성 고콜레스테롤혈증, 그리고 허혈성관상동맥질환을 가진 경우에는 고지혈제를 투여한다. 약물요법은 1989년 HMG-CoA 환원효소제의 등장으로 일대 변혁이 일어났다. HMG-CoA 환원 효소제를 길항적으로 저해하고, HMG-CoA으로부터 메바론산 (mevalonic acid) 의 생산을 억제하며, 콜레스테롤 합성을 억제한다. 간장의 콜레스테롤 풀이 감소하고, 간장은 LDL리셉터를 증가시켜 LDL잡식을 늘린다. 이 결과, 혈중콜레스테롤이 줄어든다. 이 때문에 가족성 고콜레스테롤 혈증환자에게도 약물요법은 목표치에 쉽게 도달하게 만든다.

3) 한방의 적응과 치료지침

지질이상이라는 개념은 한방의학에서는 존재하지 않으므로 직접 적응은 되지 않는다. 콜레스테롤 수치만을 낮추기 위해서는 HMG-CoA 환원효소제의 효과는 확실하다. 그러나 대부분 고중성지방을 합병하고 있어, 한방약은 체중감소가 사용목표로 된다. 경증을 포함하여 모든 환자는 식사요법을 병용하여야 한다. 횡문근융해증 등 HMG-CoA 환원효소제의 부작용으로 사용할 수 없을 때도 한방의 적응이 된다.

항이상지질혈증작용이 있는 한약은 몇 개 알려지고 있지만, 그 효과는 미미하다. 직접적인 작용도 있지만, 소화관에서 중성지방의 흡수억제, 항비만효과 등에 의한 효과가 중심이라고 추측된다. 물론 가능하다면 식사 · 운동요법의 병용도 바람직하다. 그리고 치료 목표치가 양약과 같을 정도로 뛰어난가는 알려져 있지 않다. 아울러 이외에 동맥경화 진전억제와 관련된 작용으로서 혈소판응집 억제작용 등도 있는 것이 한방약의 이점이다.

4) 치료 처방

(1) 체력이 있고, 변비기미 혹은 내장비만이 있으며, 복부가 팽만한 느낌

大柴胡湯(實證) = 柴胡 黃芩 半夏 枳實 芍藥 大黃 生薑 大棗

[목표] 腹力에 탄력이 있어 단단하며, 胸脇苦滿 (자각적으로 季肋 밑이 팽만함과 더불어 타각적으로도 저항 · 압통이 있는 상태) 이 있을 때 사용한다. 변비경향이 있으며, 단단한 근육체질로 내장비만형 체형에 사용한다. 변비 등의 개선도 포함하여 체중이 감소됨으로써 증상과 함께 고혈압증이 개선된다. 大黃이 함유되어 있는 경우, 설사 등의 부작용이 일어나기도 하므로 투여 전에 환자에게 잘 설명해야 한다.

[한약의 약능] 柴胡에 진정 · 항염증 · 지질개선작용이 있다. 黃芩에는 혈압강하 · 이뇨 · 혈관확장작용, 半夏는 혈압강하 · 진정작용, 芍藥에는 혈관확장 · 진정작용이 있다.

(2) 비교적 체력이 있고, 심계항진, 불면, 안절부절 못하는 등의 신경증상이 있는 경우

柴胡加龍骨牡蠣湯(實證) = 柴胡 半夏 桂皮 茯笭 黃芩 大棗 人蔘 龍骨 牡蠣 生薑(大黃)

[목표] 신경과민증상이 있고, 이를 진정시키는 것을 목표로 한다. 動悸와 흉통, 호흡곤란이나 不定愁訴가 있는 일이 많다. 빈맥 발작에 사용하는 일도 있다. 근육질로 비만경향이 있고, 상복부의 근육긴장이 심하다 (胸脇苦滿). 그리고 대부분 변비경향이다. 엑기스제품에 따라 大黃이 들어가 있는 것과 들어가 있지 않는 제제가 있으므로 변비 유무에 따라 구별하여 사용할 일이다.

[한약의 약능] 柴胡 龍骨 牡蠣에는 진정작용, 黃芩은 혈압강하 · 이뇨 · 진정 · 혈관확장작용, 半夏는 혈압강하 · 진정작용, 桂皮는 혈압강하 · 진정 · 혈관확장작용, 茯笭은 이뇨작용, 人蔘은 혈압강하 · 혈관확장 · 진정작용, 生薑은 진정작용이 알려져 있다.

(3) 내장비만, 변비가 있으며, 胸脇苦滿이 없을 때

防風通聖散(實證) = 黃芩 甘草 桔梗 石膏 白朮 大黃 荊芥 山梔子 芍藥 川芎 當歸 薄荷 防風 麻黃 連翹 生薑 滑石 芒硝

[목표] 비만경향이며, 체력이 충실하고 변비기미, 그러나 胸脇苦滿은 없다.

[한약의 약능] 黃芩은 이뇨 또는 항동맥경화작용 · 지질대사개선작용, 甘草에는 항당뇨병작용 · 항동맥경화작용, 桔梗은 이뇨 · 진정 · 혈당강하작용, 石膏 白朮은 이뇨작용, 山梔子는 지질대사개선작용, 芍藥은 진정 · 혈관확장작용, 川芎은 혈압강하 · 진정 · 혈관확장작용, 當歸는 혈압강하 · 진정 · 혈관확장작용, 薄荷는 진정 · 혈관확장작용, 防風은 혈압강하 · 진정작용, 麻黃은 발열 · 교감신경흥분유사작용 · 혈당강하작용, 滑石은 이뇨작용이 있다. 복수의 한약으로 진정 · 이뇨 · 혈당강하 · 지질대사개선작용이 보고되고 있다.

(4) 근육이 물렁물렁하며, 무릎관절통을 동반한 경우

防已黃기湯(虛證) = 黃耆 防已 蒼朮 大棗 甘草 生薑

[목표] 비교적 체력이 떨어져 있으며, 피부가 흰 편이고 근육이 무르며, 땀이 많은 경우. 무릎 관절에 물이 잘 고이는 데도 사용하면 좋다.

[한약의 약능] 黃耆 蒼朮은 이뇨작용이 있다.

(5) 비교적 체력이 있으며, 상기기미로 안면홍조하고, 정신불안으로 변비경향이 있을 때

三黃瀉心湯(實證) = 大黃 黃連 黃芩

[목표] 중간체격의 붉은 얼굴, 상기 또는 상당히 불안해하며 변비 경향이다.

[한약의 약능] 黃連은 진정 · 혈압강하 작용, 黃芩은 혈압강하 · 이뇨 · 진정 · 혈관확장작용이 있다. 부작용으로 간질성 폐렴이 보고되어 있다.

(6) 비교적 체력이 있으며, 上氣기미로 안절부절 못하는 경향

黃連解毒湯(中間證) = 黃芩 黃連 山梔子 黃柏

[목표] 熱證에 사용한다. 중간체격에 붉은 얼굴은 아니지만, 상당히 불안해하는 경우. 불면 동계 초조감이 나타나며, 脈은 數하고 긴장되어 있음.

[한약의 약능] 黃芩에 혈압강하 · 이뇨 · 진정 · 혈관확장 작용, 黃連 黃柏에 진정 · 혈압강하작용, 山梔子는 혈압강하작용이 있다.

(7) 체력이 있으며, 腹滿기미인 경우

大承氣湯(實證) = 厚朴 枳實 大黃 芒硝

[목표] 체력이 충실하고 腹力이 있어 腹滿기미인 경우. 때로는 정신증상을 나타내는데도 사용한다. 대부분 변비가 있다.

[한약의 약능] 大黃 芒硝는 사하작용을 가지며, 枳實 厚朴은 氣를 순환시키는 작용이 있으면서 장관연동을 촉진한다.

(8) 驅瘀血劑

폐경 후의 여성은 증상으로서 갱년기장애가 나타나며, 이와 더불어 무증상으로 동맥경화가 급속하게 진행되는 것으로 알려져 있다. 고지혈증이 있으면서 아울러 瘀血 합병증이 있는 경우도 많기 때문에 驅瘀血劑 단독 혹은 앞서 말한 처방과의 병용으로 동맥경화 진전을 예방할 가능성이 있다.

ⅰ. 비교적 체력이 있으면서 上氣하고 변비가 잘 생기는 경우

桃核承氣湯(實證) = 桃仁 桂皮 大黃 甘草 芒硝

[목표] 변비를 동반한 實證환자에게 사용하는 驅瘀血劑이다. 理氣藥과 瀉下藥이 배합되어 있다. 腹證으로는 좌장골부의 저항 압통 (少腹急結) 을 목표로 사용한다. 월경불순 월경곤란이나 두통 현훈 어깨결림 등의 수반증상이 있다.

[한약의 약능] 桃仁은 혈압강하작용, 桂皮는 혈관확장작용, 甘草는 진정작용이 보고되고 있다.

ⅱ. 瘀血이 있고, 紫斑 등이 나타나는 경우

桂枝茯苓丸(中間證) = 桂皮 芍藥 桃仁 茯笭 牧丹皮

[목표] 체력은 중간정도 혹은 이 이상으로 혈색이 좋음. 腹力이 있으며, 臍傍部에 저항 압통을 발견한다. 上熱下寒이나 월경통을 동반하는 일이 있다. 細絡 등이 사지말단이나 뺨 등에 나타나거나, 입술 색과 혀의 색이 紫色을 띠는 경우에 사용한다.

[한약의 약능] 驅瘀血作用, 즉 혈액점도를 저하시키는 작용을 가지고 있어 미소순환을 개선시킨다. 활성 산소의 억제 등도 보고되어 있어 동맥경화 억제효과를 기대할 수 있다. 桂皮는 항혈전

작용, 牧丹皮는 응고선용계, 특히 응고활성에 대한 효과가 있다. 茯笭은 이뇨작용, 芍藥은 수렴작용이 있다.

iii. **水滯증상과 瘀血증상이 있는 경우**

當歸芍藥散(虛證) = 芍藥 蒼朮 澤瀉 茯笭 川芎 當歸

[목표] 전신권태감 사지냉증 두통 현훈 이명 등 水滯증상이 있다. 여성의 경우, 월경이상 (무월경 월경곤란증 등) 을 수반하는 경우가 많다.

[한약의 약능] 芍藥은 혈관확장 · 진정작용, 蒼朮은 이뇨 · 진정작용, 澤瀉는 이뇨작용, 茯笭은 이뇨작용, 川芎 當歸는 혈압강하 · 진정 · 혈관확장작용이 있다.

그리고 13.의 비만증 항목도 참조해주길 바란다.

5) 증례검토

증례 1. 이상지질혈증에 大柴胡湯이 주효하였던 예

[환자] 65세 남성

[병명] 이상지질혈증 본태성고혈압

[과거력] 60세경부터 고혈압. 65세 때 소위 고지혈증 진단.

[현병력] 예전부터 혈압이 높다는 진단을 받았다. 그러나 방치하여 두었으며, 올해 건강검진에서 이상지질혈증 (총콜레스테롤 256mg/*dl*) 이 나와 내원하였다.

[소견] 특별한 자각증상은 없고, 대변도 매일 보고 있다. 키 162cm, 몸무게 72kg. 혈압 162/110mmHg, 맥박은 72/분, 부정맥(-). 체격은 내장비만형.

[한방의학적 소견] 脈診은 弦, 腹診은 복부가 단단하고, 胸脇苦滿은 좌우 모두 강하다. 좌우에 가벼운 臍傍壓痛이 있다.

[경과] 胸脇苦滿을 목표로 大柴胡湯 엑기스7.5g/일을 시작하였다. 2주 후에 혈압이 154/100mmHg로 되었다. 그러나 체중은 불변. 4주 후에 혈압이 138/92mmHg로 되었다. 이상지질혈증은 식사 지도도 같이 하였지만, 본 처방으로 2개월 후 채혈에서 총콜레스테롤이 222mg/*dl* 로 되어 정상치 이내로 들어왔다. 그러나 HDL콜레스테롤이 35mg/*dl* 로 낮아, 이후에도 계속 본 처방을 복용하고 있다.

● 고찰 ●

본 증례는 이상지질혈증과 본태성 고혈압이라는 두 가지의 생활습관병을 합병하고 있다.

[참고문헌]

1）永井良樹：高脂血症，漢方治療指針，矢数圭堂・松下嘉一編，緑書房，274-276，1999.
2）並木隆雄：高脂血症，漢方内科，メディカルユーコン，京都，438-444，2007.

14. 통풍과 고요산혈증

● 요점 ●

통풍은 계속된 고요산혈증으로 생긴다. 통풍의 급성 발작은 양약이 뛰어나다.
통풍은 비만, 지방간, 고지혈증과 같은 생활습관병을 대부분 합병하고 있는데, 이들을 다 함께 개선시킴을 목표로 하여 한방약을 사용한다.

1) 병태

多飮多食 등이 誘因으로 된다. 본 질환은 갑자기 가운데 발가락 관절 등에서 발작이라고 부를 정도의 격렬한 통증을 수반하는 관절염과 신장장애를 동반한다. 통풍성 관절염은 요산이 관절 내에서 결정화하는데, 이것이 관절강에 유리되면 백혈구에 탐식되어 관절염을 일으킨다. 매일 신진대사로 세포가 파괴되면 단백질과 핵산으로 분해된다. 핵산은 다시 당과 인산과 퓨린체로 분해되는데, 최종적으로 요산이 만들어진다. 체내에 미리 존재하고 있는 요산(요산 퓨린)은 정상에서는 1200mg이며, 간장 신장 인대 건 결합조직 등의 조직에 분포하고 있다. 이 가운데 체내에서는 하루 신진대사와 퓨린체를 포함하는 음식물 섭취에서 모두 합하여 700mg의 요산이 만들어진다. 소변을 통하여 500mg, 대변을 통하여 200mg의 요산이 배설됨으로써 혈중 요산치는 평형을 유지하고 있다. 요산은 체액에서 難溶性 물질이며, 용해도는 結漿 중에서 8.0mg/*dl* 이다. 이와 같은 상태를 고요산증이라고 한다. 이 이상의 고농도에서 과포화상태가 되면 관절연골이나 활막, 기타 조직에 침상결정으로 석출되어 관절염을 일으킨다. 주로 중년 또는 이후(peak는 40~50세)의 남성(환자의 85~90%)과 폐경기 이후 여성이 걸리며, 남녀비는 약 20:1로 남성이 압도적으로 많다. 특히 알코올을 즐기거나 육식을 많이 먹는 사람들이 잘 걸린다. 통풍 환자는 고요산혈증을 동반하지만, 고요산혈증 환자가 통풍을 발증하는데는 요산 수치와 병 기간이 관련한다. 그리고 요산결정이 신장에 부착하여 소변의 수축력을 저하시키는 것을 특징으로 하는 痛風腎을 일으키기도 한다. 요로계에 요산결정을 형성하여 疝痛發作이나 요관 폐색, 그리고 여기에 동반한 수신증 등의 합병증을 일으킨다. 발증한 지 약 10년 이상 되는 장기 환자는 결절성통풍(Tophaseous gout) 이 일어난다. 이것은 조직에 요산 나트륨水鹽결정의 침착이 원인이다. 이것은 관절 활막이나 연골 밑 뼈, 肘頭활액포, 아킬레스건이나 膝蓋 밑, 前腕伸側皮下, 관절주위, 귀 연골, 기타 특수한 예로서는 혀, 성대, 대동맥, 심장판막, 심근에 생긴다고 알려져 있다.

2) 서양의학에서의 대응

오늘날, 통풍의 1차 선택은 NSAID가 일반적이다. 또는 콜키친이 사용되고 있지만, 지금은 독성으로 인하여 사용이 후퇴하고 있다. 통증이 사라지면, 고요산혈증 치료와 요로관리를 한다. 고요산혈증에 대한 치료로서 요산배설제인 프로베네시드 (probenecid), 벤즈브로마론(benzbromarone, 유리논정) 등과 요산 생산이 과잉되는 경우 요산생성억제제인 알로퓨리놀(allopurinol, 자이로릭) 등을 사용한다. 그리고 식사지도도 함께하여야 한다. 퓨린 함유량이 높은 식사 (어육류, 멸치, 정어리, 간) 를 피한다. 덧붙여 퓨린 함유량이 낮은 식사는 쌀, 빵, 우동, 메밀, 스파게티, 버섯, 김, 미역, 배추, 가지 등이다.

3) 한방의 적응과 치료지침

한방에서의 통풍은 서양의학에서 말하는 고요산혈증에 의한 통풍보다 훨씬 범위가 넓은 증상을 총칭한다고 생각된다. 요산치를 내림으로써 직접 요산을 내리게 하는 이외에 근, 관절, 신경통을 일으키는 질환도 포함되어 있다고 생각하면 관절 류마티스, 좌골신경통, 변형성 무릎 관절증 등도 치료 범위에 들어간다. 한방적으로 風, 寒, 濕을 병인으로 생각하여 따뜻하게 한다든지, 濕氣를 제거하는 치료를 한다. 한방약 단독으로는 요산치를 직접 내린다는 보고는 드물어 앞으로 연구가 기다려진다. 따라서 건강검진 등에서 다른 합병증 없이 고요산혈증만 지적되어 요산 검사치만 내리고자 한다면 양약의 효과는 확실하다. 그리고 급성 발작 시에 신속한 진통효과는 양약이 월등하다. 통풍은 단독으로 있는 경우는 적으며, 비만, 지방간, 지질이상증 등의 생활습관병을 대부분 같이 가지고 있다. 이런 경우든, 혹은 쉬피로감, 부종, 비만, 변비 등의 증상이 있을 때는 양약보다 복합처방으로서 한방약이 합병증을 포함하여 제반 증상을 개산 시킬 가능성이 더 많다. 병용요법으로서는 요산배설촉진제나 요산 생성억제제의 병용이 가능하다. 한방치료로 체질개선을 한 다음, 양약의 감량·중지 목적으로, 또는 수반증상·합병증치료를 위하여 한방약을 사용한다. 모든 치료에서 식사·운동요법은 병행되어야 하며, 반드시 하여야 할 항목이다.

4) 치료 처방

(1) 발작 합병 때

ⅰ. 체력이 있고, 水滯증상이 있을 때

越婢加朮湯(實證) = 麻黃 石膏 甘草 生薑 大棗 白朮

[목표] 동통완화목적으로 사용하며, 水滯가 있을 때 응용한다. 口渴이 있고, 浮腫 또는 發汗過多, 利尿이상 (多尿, 乏尿) 을 목표로 사용하면 좋다. 단, 麻黃이 들어가 있기 때문에 허혈성 심장질

환에 사용할 때는 주의하여야 한다.

[한약의 약능] 麻黃 石膏는 소염해열 · 이수작용, 生薑 白朮에도 이수작용, 生薑 大棗 甘草는 소화기보호 목적이다.

ii. 瘀血이 있고, 허리 아래로 증상을 동반하는 경우

疏經活血湯(中間證) = 當歸 地黃 川芎 蒼朮 茯苓 桃仁 芍藥 牛膝 威靈仙 防已 羌活 防風 龍膽 乾生薑 陳皮 白芷 甘草

[목표] 瘀血과 水滯 이상일 때 사용한다. 주로 허리 이하 증상 (근육통, 관절통, 신경통) 에 유용하다. 그리고 국소에 열감이 잇을 때 사용한다.

[한약의 약능] 補血을 하는 四物湯에 桃仁 牛膝 川芎으로 瘀血을 없애고, 蒼朮 茯苓 牛膝 威靈仙 防已 白芷 羌活 防風은 止痛작용을 한다.

iii. 허약하며 냉증, 사지 근육통이나 관절통이 있을 때

桂枝加(苓)朮附湯(虛證) = 桂皮 芍藥 蒼朮 大棗 甘草 生薑 附子 (茯苓)

[목표] 체격은 야윈 형으로 허약하며, 盜汗, 냉증, 감기에 걸리면 탈력감이 심해지고, 오한이 쉽사리 없어지지 않는다. 평소에도 배가 잘 아프며, 사지 근육통이나 관절통이 있다. 여름에도 두꺼운 양말을 신지 않으면 바닥을 걸을 수 없을 때 사용한다. 脈은 沈하여 잡기 어려우며, 힘이 없다.

[한약의 약능] 桂枝湯에 이뇨작용이 있는 蒼朮과 진통작용이 있는 附子를 가미한 처방이다. iv. 특히 근육이 땅기고, 동통이 심할 때

芍藥甘草湯이 위의 모든 처방에 합방하여 사용할 수 있다. 그리고 장기간 사용 시에는 甘草가 들어가 있기 때문에 전해질 이상 (저칼륨혈증) 에 주의하여야 한다.

(2) 만성기

i. 체격이 근육질이이며, 또는 내장비만으로 腹滿이 있는 경우

大柴胡湯(實證) = 柴胡 黃芩 半夏 枳實 芍藥 大黃 生薑 大棗

[목표] 체격이 근육질, 또는 비만이며 脈과 腹診 모두 충실할 때 사용한다. 두통, 구토, 복부가 팽만하고 (胸脇苦滿), 대부분 변비가 있다. 변비증 개선을 포함하여 체중을 감소시킴으로써 증상개선과 더불어 간접적으로 통풍 · 고요산혈증을 개선시킨다.

[한약의 약능] 柴胡는 진정 · 항염증 · 지질개선작용, 黃芩은 혈압강하 · 이뇨 · 진정 · 혈관확장작용, 半夏는 혈압강하 · 진정작용, 芍藥은 혈관확장 · 진정작용을 가진다.

ii. 내장 비만이고 변비가 있으나, 胸脇苦滿은 없는 경우

防風通聖散 (實證) = 黃芩 甘草 桔梗 石膏 白朮 大黃 荊芥 山梔子 芍藥 川芎 當歸 薄荷 防風 連翹 生薑 滑石 芒硝

[목표] 비만기미에서 체력이 충실하고, 변비경향이다. 그러나 胸脇苦滿은 없을 때 사용한다.

[한약의 약능] 黃芩은 이뇨 · 항동맥경화 · 지질대사개선작용, 甘草는 항당뇨병 · 항동맥경화작용, 桔梗은 진정 · 혈당강하작용, 石膏 白朮은 이뇨작용, 山梔子는 지질대사개선작용, 芍藥은 진정 · 혈관확장작용, 川芎은 혈압강하 · 진정 · 혈관확장작용, 當歸는 혈압강하 · 진정 · 혈관확장작용, 薄荷는 진정 · 혈관확장작요, 防風은 혈압강하 · 진정작용, 麻黃은 발열 · 교감신경흥분様 · 혈당강하작용, 滑石은 이뇨작용이 있다. 복수의 한약으로 진정 · 이뇨 · 혈당강하 · 지질대사개선작용이 보고되고 있다.

iii. 근육이 물렁하며 무릎 관절통을 동반하는 경우

防己黃芩湯(虛證) = 黃耆 防己 蒼朮 大棗 甘草 生薑

[목표] 비교적 체력이 떨어져 있고, 피부가 흰 편이며, 근육이 물렁물렁하고, 땀이 많을 때 사용한다. 무릎 관절에 물이 잘 고이는 경우에 사용하면 좋다.

[한약의 약능] 黃耆 蒼朮은 이뇨작용이 있다.

iv. 기타

瘀血증상이 있다면 다음 처방을 병용하면 좋다.

桃核承氣湯 : 實證

桂枝茯苓丸 : 中間證

當歸芍藥散 : 虛證으로 水滯가 있을 때.

① 桃核承氣湯 (實證)

[목표] 변비를 동반한 실증환자에게 사용하는 驅瘀血劑이다. 理氣藥과 瀉下藥이 배합되어 있다. 腹證에서 좌장골부의 저항 · 압통을 목표로 한다.

[한약의 약능] 驅瘀血作用, 즉 혈액점도를 저하시키는 작용을 가져, 미소순환을 개선시킨다. 활성산소 억제 등도 보고되어 있고, 동맥경화 억제효과가 기대된다. 桂皮는 항혈전작용이 있다.

② 桂枝茯苓丸 (中間證)

[목표] 瘀血에 대한 대표처방으로 체격은 중등도, 腹診에서 근육의 긴장이 좋고, 좌우 하복부에 저항 · 압통이 나타나는 경우에 사용한다. 虛實 · 체질에 관계없이 瘀血의 기본약으로 사용한다.

[한약의 약능] 앞에 기술한 桃核承氣湯과 같음.

③ 當歸芍藥散 (虛證)

[목표] 虛證의 驅瘀血藥으로 사용되며, 血虛 · 水滯 · 가벼운 瘀血을 목표로 한다. 利水효과가 있는 한약과 補血藥 · 活氣藥으로 구성된다.

[참고문헌]

1) 金子正幸：痛風，漢方保険診療指針〔改訂版〕，日本東洋医学会，東京，197-198，1993.

2) 永井良樹：痛風，漢方治療指針，矢数圭堂・松下嘉一編，緑書房，272-273，1999.

3) 並木隆雄：痛風と高尿酸血症，漢方内科，メディカルユーコン，京都，450-456，2007.

4) 日本痛風・核酸代謝学会ガイドライン改訂委員会：高尿酸血症・痛風の治療ガイドライン〔第2版〕，メディカルビュー社，大阪，2010.

5) 宮崎瑞明：痛風の漢方治療，医事新報，115，1998.

15. 비만증

● 요점 ●

ㄱ. 한방의 적응질환이다.
ㄴ. 감량에는 식사요법과 운동요법이 주체이다.
ㄷ. 식사 · 운동요법에 더하여 한방약 치료는 보조요법으로서 유용한 경우가 있다.

1) 병태

비만이라는 것은 체중에 점하는 지방량이 과잉으로 된 상태이다. 단순하게 체중이 무거운 것만을 비만이라 말하지 않는다. 예를 들면 스포츠선수들은 대부분 체중이 많이 나가지만, 이것은 근육질로서 비만은 아니다. 최근 사용되고 있는 국제적 지표에 BMI (Body mass index) 가 있다. 이것은 몸무게(kg)를 키(m)의 2乘으로 나눈 것으로, 이 수치가 22일 때 질병이 걸린 확률이 가장 낮다. 이것을 남녀 모두 이상적 체중 (표12) 으로 삼는다.

비만에는 내장에 지방이 뭉쳐져 배 주위가 두터운 타입, 피하지방 때문에 엉덩이 주위가 불룩 나온 타입의 두 가지가 있다. 배 주위가 뚱뚱한 내장지방 침착형 비만은 생활습관병에 걸릴 위험성이 높다고 알려져 있다. 허리둘레 (배꼽둘레) 가 남성이 85cm 이상, 여성은 90cm 이상이면 내장지방형비만이

〈표 12〉 BMI

판정	비만도 (%)	BMI
마름	<90	<20
보통	≧90~<110	≧20~<24
과체중	≧110~<120	≧24~<26.4
비만	≧120	≧26.4

〈표 13〉 **체중을 감량하는 7가지 포인트**

- 腹八分目
- 규칙적이고 정확한 시간에 식사를 함
- 잘 씹고 맛있게 먹는다
- 자기 4시간 전에는 식사를 하지 않는다
- 가벼운 운동을 장시간 지속한다.
- 체중계에 매일 올라간다
- 스트레스를 줄인다

의심된다. 대사증후군인 사람은 동맥경화 위험인자인 비만증, 고혈압증, 당뇨병, 고지혈증을 중복으로 가지고 있다. 경증이라 하더라도 비만 (高BMI), 고혈압, 고혈당, 高트리글리세라이드 (중성지방) 혈증, 혹은 高콜레스테롤혈증 위험인자를 2개 가지고 있는 사람은 전혀 가지고 있지 않는 사람에 비하여 심장병 발생 리스크가 거의 10배에, 3~4개를 함께 가지고 있으면 31배로 올라간다는 사실이 알려졌다. 이와 같이 가령 이상의 정도가 가볍다 하더라도 복수의 위험인자가 중복되어 있는 경우에는 동맥경화가 훨씬 더 잘 일어난다. 리스크 중복성이 기본 병태인 대사증후군에서 동맥경화 촉진에는 다양한 리스크가 관여하고 있다. 고혈당 고혈압 高트리글리세라이드혈증 저HDL콜레스테롤혈증 인슐린저항성 등 하나하나 동맥경화리스크가 동맥경화진전에 관여한다는 것은 말할 것도 없지만, 대사증후군의 동맥경화에는 염증성 사이토카인 (cytokine) 또는 아디포사이토카인 (adipocytokine) 의 관여도 주목되고 있다. 지방조직은 지금까지 에너지 저장장기라고 여겨왔지만, 아디포넥틴 (adiponectin), 렙틴 (leptin), PAI-1라는 여러 가지 지방세포 유래 내분비인자 (아디포사이토카인) 을 생성 · 분비하고, 당 · 지질대사, 동맥벽의 항상성유지에 중요한 역할을 하고 있다. 대사증후군의 상류인자로서 아디포사이토카인은 중요하다. 특히 아디포넥틴은 지방세포 자신이 분비하는 착한 아디포사이토카인으로 항당뇨병작용, 항동맥경화작용을 가지고 있다. 혈액 중에 흐르면서 전신을 순환하고 있는 아디포넥틴은 상처를 입고 있는 혈관을 발견하면 재빨리 뛰어 들어가서 회복시킨다. 아디포넥틴은 표준적인 체격을 가진 사람의 혈액에는 다량 존재하며, 내장지방이 증가하면 반대로 아디포넥틴은 감소한다는 것이 밝혀졌다.

2) 서양의학에서의 대응

식사요법과 운동요법: 단순히 체중을 줄이는 것만이 아니라, 여분의 지방을 감소시키는 것이다. 식사는 당뇨병 식사에 준한다. 식사만을 감량하는 경우는 근육 등 몸에 중요한 요소까지 줄여버린다. 그러므로 식사요법과 그다지 심하지 않은 운동요법을 병용하는 것이 유용하다. 예를 들면 장시간 걷는다든지, 수영한다든지, 하는 운동처럼 끈기 있게 계속하는 것이 좋다.

특수한 요법으로서는 수술로 위를 축소하는 등의 방법이 있다. 그리고 항비만약으로서 특수한 약이 있지만, 사용은 한정되어 있다.

3) 한방의 적응과 치료지침

일본에서 사용할 수 있는 양약은 직접 체중감량목적으로 하는 것은 적다. 식사 · 운동요법을 병용하면서 본인이 가지고 있는 證에 따라 행하는 한방약 치료는 원칙적으로 문제는 없다. 장기간 복용함으로써 체중을 서서히 줄이는 보조요법으로서 이용가치가 있다고 평가된다. 지방간을 포함하여 간기능장애 모니터링이 필요하다. 복용 기간 중에 간기능을 정기적으로 측정할 필요가 있으며, 간기능 상승이 나타나면 반드시 일단 중지하고 경과를 관찰할 필요가 있다.

4) 치료 처방

(1) 체력이 있으면서 변비기미 또는 내장비만이고, 복부가 팽팽한 느낌

大柴胡湯(實證) = 柴胡 黃芩 半夏 枳實 芍藥 大黃 生薑 大棗

[목표] 腹力에 탄력이 있어 단단하며, 胸脇苦滿 (자각적으로 季肋 밑이 팽만함과 더불어 타각적으로도 저항 · 압통이 있는 상태) 이 있을 때 사용한다 (마른 체형에게는 신중하게 투여한다). 변비경향이 있으며, 단단한 근육체질로 내장비만형 체형에 사용한다. 변비 등의 개선도 포함하여 체중이 감소됨으로써 증상과 함께 고혈압증이 개선된다. 大黃이 함유되어 있는 경우, 설사 등의 부작용이 일어날 수 있으므로 투여전에 환자에게 잘 설명해야 한다. 엑기스 제제에 따라 大黃이 빠져 있는 것이 판매되고 있다 (大柴胡湯去大黃).

[한약의 약능] 柴胡에 진정 · 항염증 · 지질개선작용이 있다. 黃芩에는 혈압강하 · 이뇨 · 혈관확장작용, 半夏는 혈압강하 · 진정작용, 芍藥에는 혈관확장 · 진정작용이 있다.

(2) 비교적 체력이 있으며 심계항진, 불면, 안절부절 못하는 등의 신경증상이 있을 때

柴胡加龍骨牡蠣湯(實證) = 柴胡 半夏 桂皮 茯苓 黃芩 大棗 人蔘 龍骨 牡蠣 生薑(大黃)

[목표] 신경과민증상이 있고, 이를 진정시키는 것을 목표로 한다. 動悸와 흉통, 호흡곤란이나 不定愁訴가 있는 일이 많다. 빈맥 발작에 사용하는 일도 있다. 근육질로 비만경향이 있고, 상복부의 근육긴장이 심하다 (胸脇苦滿). 그리고 대부분 변비경향이다. 엑기스제품에 따라 大黃이 들어가 있는 것과 들어가 있지 않는 제제가 있으므로 변비 유무에 따라 구별하여 사용할 일이다.

[한약의 약능] 柴胡 龍骨 牡蠣에는 진정작용, 黃芩은 혈압강하 · 이뇨 · 진정 · 혈관확장작용, 半夏는 혈압강하 · 진정작용, 桂皮는 혈압강하 · 진정 · 혈관확장작용, 茯苓은 이뇨작용, 人蔘은 혈압강하 · 혈관확장 · 진정작용, 生薑은 진정작용이 알려져 있다.

(3) 내장비만, 변비가 있지만, 胸脇苦滿은 없는 경우

防風通聖散(實證) = 黃芩 甘草 桔梗 石膏 白朮 大黃 荊芥 山梔子 芍藥 川芎 當歸 薄荷 防風 麻黃 連翹 生薑 滑石 芒硝

[목표] 비만경향이며, 체력이 충실하고 변비기미, 그러나 胸脇苦滿은 없다.

[한약의 약능] 黃芩은 이뇨 또는 항동맥경화작용 · 지질대사개선작용, 甘草에는 항당뇨병작용 · 항동맥경화작용, 桔梗은 이뇨 · 진정 · 혈당강하작용, 石膏 白朮은 이뇨작용, 山梔子는 지질대사개선작용, 芍藥은 진정 · 혈관확장작용, 川芎은 혈압강하 · 진정 · 혈관확장작용, 當歸는 혈압강

하 · 진정 · 혈관확장작용, 薄荷는 진정 · 혈관확장작용, 防風은 혈압강하 · 진정작용, 麻黃은 발열 · 교감신경흥분유사작용 · 혈당강하작용, 滑石은 이뇨작용이 있다. 복수의 한약으로 진정 · 이뇨 · 혈당강하 · 지질대사개선작용이 보고되고 있다.

(4) 근육이 물렁물렁하며 무릎 관절통을 동반한 경우

防已黃耆湯(虛證) = 黃耆 防已 大棗 生薑 甘草 蒼朮

[목표] 비교적 체력이 저하되어 있고, 피부색이 흰 편이며, 근육이 부드럽고, 땀이 많은 경우. 무릎관절에 물이 고여 있기 쉬운 사람에게 사용하면 좋다.

[한약의 약능] 黃耆 蒼朮에는 이뇨작용이 보고되고 있다.

(5) 비교적 체력이 있으며, 上氣기미에 안면홍조하고, 정신불안하며, 변비경향이 있는 고혈압증

三黃瀉心湯(實證) = 大黃 黃連 黃芩

[목표] 중간 몸집으로 붉은 얼굴, 上氣 또는 안절부절 못하는 느낌이 심하며 변비경향

[한약의 약능] 黃連은 진정 · 혈압강하작용, 黃芩은 혈압강하 · 이뇨 · 진정 · 혈관확장작용이 있다.

(6) 비교적 체력이 있으며, 上氣기미에 안절부절 못하는 경향의 고혈압증

黃連解毒湯(中間證) = 黃芩 黃連 山梔子 黃柏

[목표] 중간 몸집에 붉은 얼굴은 아니지만, 심하게 안절부절 못하는 경우. 불면 동계 초조감이 보이고, 脈은 數하며 긴장하고 있다.

[한약의 약능] 黃芩에는 혈압강하 · 이뇨 · 진정 · 혈관확장작용, 黃連 黃柏은 진정 · 혈압강하작용, 山梔子는 혈압강하작용이 있다.

(7) 비교적 체력이 있으며, 上氣하고 변비가 잘 생기는 경우

桃核承氣湯(實證) = 桃仁 桂皮 大黃 甘草 芒硝

[목표] 변비를 동반한 實證환자에게 사용하는 驅瘀血劑이다. 理氣藥과 瀉下藥이 배합되어 있다. 腹證으로는 좌장골부의 저항 · 압통 (少腹急結) 을 목표로 사용한다. 월경불순 월경곤란이나 두통 현훈 어깨결림 등의 수반증상이 있다.

[한약의 약능] 桃仁은 혈압강하작용, 桂皮는 혈관확장작용, 甘草는 진정작용이 보고되고 있다.

5) 증례 검토

비만증은 생활습관병의 상류에 있는 병태이다. 이 자체에 자각증상이 없는 것이 일반적이지만, 대

사증후군의 개념과 통한다. 그러므로 구체적으로 동맥경화증 악화인자이다. 즉, 비만은 당뇨병 고혈압증 지질이상증 고요산혈증 등을 일으키는 병태이며, 비만증을 개선시키면 이들 병태에 좋은 영향을 미친다. 인슐린 저항성과의 연관성도 알려지고 있다. 다음 증례 검토도 비만은 생활습관병에 대한 영향이라는 관점에서 제시하고자 한다.

증례 1. 防風通聖散 엑기스제제 복용으로 감량 2kg에 성공하고, 생활습관병의 개선 경향을 보여 준 예

[환자] 78세 남성

[주 증상] 비만 당뇨병악화

[과거력] 10년 전부터 고혈압증 (고혈압약 복용: amlodipine 5mg), 3년 전부터 당뇨병 (식사요법만), 8년 전에 만성갑상선염 (thyradin 복용 중), 洞기능부전증후군으로 페이스메이커 이식수술을 받았다.

[현병력] 고혈압으로 통원 중이지만, 식사요법 (1600cal/일) 으로 안정되어 있기 때문에 본 진료과에서 관리하고 있었다. 올해 들어 와서 서서히 혈당치가 올라가서, 130~160mg/dl로 가벼운 상승 경향으로 되었다. 식사요법을 좀 더 엄격하게 하였지만, 개선 경향은 보이지 않았다. 그래서 개선의 실마리를 마련하기 위하여 환자와 상의하여 防風通聖散 엑기스제제를 시도하여 보았다.

[소견] 키 162cm, 몸무게 72kg. BMI 127.4. 혈압은 143/79mmHg, 맥박은 72/분, SPO 296%. 안구결막에 황달은 없음. 안검결막에 빈혈 없음. 갑상선종대 없으며, 흉부는 호흡음 정상, 심음에 잡음 없음. 다리 부종 없음. 치료 시작 전 GOT(AST) 19mg/dl, GPT(ALT) 11mg/dl, T-cho 212mg/dl, LDL 130mg/dl, HDL 55mg/dl, 중성지방 315mg/dl, 혈당(공복 시) 154mg/dl, HbA1c 6.1%, 요산 6.0mg/dl. 그리고 밑줄 친 부분이 비정상치.

[한방의학적 소견] 체격은 비만이며, 피부는 흰 편임. 얼굴색은 붉지는 않지만 약간 옅게 검다. 脈診은 浮沈中間, 가벼운 心下痞硬. 胸脇苦滿은 없다. 臍上悸와 胃部振水音은 없다. 左右臍傍部 壓痛 없음. 회맹부와 S상결장부에 압통을 보였다. 鼓音은 나타나지 않았다.

[경과] 防風通聖散 엑기스제제를 시작하였다. 4주 후 문진에서 약간 軟便경향으로 되고, 변 횟수도 보통 1회에서 2, 3회 일시적으로 늘어났다. 그러나 다시 내원 하였을 때는 거의 전과 같은 횟수로 되돌아갔다.

$SPO_2$98%로 문제는 없다. 몸무게는 72kg로 변화는 없었다. 8주 후에는 몸무게가 70kg로 되었다. 이후, 34주까지 약을 계속 복용하였지만, 몸무게는 70kg 그대로 경과되었기 때문에 복약은 중지하였다. 24주째 혈액검사에서 시작 때에 비하여 이상치를 보였던 항목의 변화를 보았다. 중성지방은 315mg/*dl*에서 198mg/*dl*, 혈당은 154mg/*dl*에서 114mg/*dl*, HbA1c 6.1%에서 5.8%, 요산은 6.0mg/*dl*에서 4.8mg/*dl*로 체중감소와 나란히 개선 · 감소경향을 보였다. 그리고 간기능, 신기능 등 일반검사에서 이상은 보이지 않았다. 나아가 배꼽 높이에서의 CT로 측정한 바, 내장지방량 (정상치 100cm²이하) 도 복용 전 187cm²에서 161cm²의 감소를 나타내었다.

● 고찰 ●

防風通聖散은 체중감량 목적으로 유명한 한방약이다. 출전인 『宣明論』의 원문에 의하면, 피부병 · 痔疾患 · 모든 피부감염증 등에 사용한다고 기재되어 있다. 그러나 식사과다(食毒)로 인한 裏熱로 일어난 각종 병태에 사용되기 때문에 비만증에 응용되게 되었다. 18종류의 한약으로 구성되며, 처방의 명확한 해석은 어렵다. 이 처방을 다용한 「一貫堂」유파의 야카즈 가쿠의 『漢方一貫堂醫學』에서는 다음과 같이 해석하고 있다. 大黃 芒硝 甘草로 구성되는 調胃承氣湯(中焦의 實熱을 치료한다) 를 中核으로 하며, 여기에 涼膈散(上焦 · 中焦의 實熱을 치료한다), 그리고 連翹 山梔子 黃芩 薄荷葉을 가미하여 防風通聖散(三焦의 實熱을 치료한다) 이 이루어졌다고 생각한다. 防風通聖散은 식사용법이 가능한 사람들에게 꽤 높은 확률로 감량(2~5kg/3~6개월) 에 성공한다. 이것은 역으로 말하면 이루어졌다고 소홀히 하는 사람들은 減肥효과가 적다고 말 할 수 있다. 부작용은 초기에 軟便이나 설사가 되는 경우도 있지만, 경험상 이러한 반응이 일어나는 사람들이 오히려 체중 감소로 이어질 확률이 높다. 이런 반응은 오히려 減肥효과의 주작용이라 할 수 있는 인상이다. 기타, 간질성 폐렴의 부작용도 있기 때문에 산소포화도를 정기적으로 측정하여, 낮아지는 경향이 있으면 흉부 X-ray를 촬영한다. 그리고 간기능 장애의 보고도 있기 때문에 정기적인 채혈도 반드시 필요하다. 證을 고려한다면 약간 虛證 경향에는 복용하지 않게 하는 지침이지만, 비만(BMI 25이상) 자의 90%이상은 복용이 가능하였다.

[참고] 다수례에서 防風通聖散의 임상시험

i . 대상 및 방법

BMI 25이상의 비만 · 고혈압환자(확장기 혈압 90mmHg and/or 수축기혈압 140mmHg 이상인 환자로 혈압강하제를 복용 전이거나 복용 중인 자). 선택기준은 나이가 20세 이상 80세 미만이며, 임상시험동의서에 동의를 얻은 환자이다. 그리고 제외기준은 ①심각한 합병증(심장질환 신장질환 악성종양 등)이 있는 환자 ②본 시험에 영향을 미친다고 생각되어 지는 약물 복용자 ③임신 중 · 수유 중, 그리고 임신 가능성이 있는 여성 ④기타 담당의사가 부적당하다고 판단되는 환자이다.

ii . 투여방법 및 투여량

비만 · 고혈압환자를 대상으로 하여 봉투법, 무작위 군간 비교시험을 수행한 것이다. 防風通聖散 투여군(Bo군)은 지금까지 치료에 더하여 防風通聖散 엑기스 과립 7.5g/일을 식전 또는 식간에 경구투여 하였다. 비투여군(Control군)은 지금까지 치료만을 계속하는 것으로 하였다. 투여관찰 · 기간은 12주이다(환자가 희망하는 경우에는 투여기간 종료 후에 계속투여도 가능하다). 원칙적으로 식사 · 운동 등의 생활습관의 변화에 대한 개입은 없도록 하였다. 병용약은 원칙적으로 항비만효과를 기대할 수 있는 약제의 병용 또는 처치를 금지하였다. 하는 수 없이 병용 또는 처치를 한 경우, 그 약제명(처치명), 용법 · 용량, 병용이유를 조사표에 명기하였다. 시험약의 효과가 나타나, 다른 병용약(고혈압강하제, 지질이상증 치료제 등)의 감량이 가능하다고 생각된 경우의 감량 · 중지 등은 피하였다.

iii. 검사, 관찰항목 및 시기

①몸무게 혈압 (수축기 · 확장기혈압) 맥박 (0, 4, 8, 12주째 실시) ②공복 시 혈당치, HbA1c, 요산 (0, 4, 8, 12 주째 실시) ③혈청지질 (0, 4, 8, 12주째 실시), HDL콜레스테롤, LDL콜레스테롤, 중성지방.

iv. 결과

Control군은 30명(남성 19명, 여성 11명, 평균 연령 64.2±10.3세), Bo군은 25명(남성 16명, 여성 9명, 평균 연령 63.3±12.3세)이다.

몸무게 변화(그림 14)와 지질검사(그림 15~17)를 나타낸다. 몸무게에 대한 변화는 Control군에서 0주에서 71.8±10.2kg이었던 것이 12주 후에는 70.3±10.4kg으로 1.5kg(−2.8%)의 감소를 보였다. 한편, Bo군에서는 0주에서 77.8±17.5kg이었던 것이 12주후에는 76.6±17.7kg으로 1.2kg(−1.5%) 감소를 나타내었다. 이것은 군간 차이는 없지만, 0주에 비하여 두 군 모두 4~12주에서 유의한 차를 보여 주었다. 생활습관병 가운데, 혈압에서는 수축기 · 확장기혈압 각각에서 두 군 모두 유의한 차이는 보여 주지 못하였다. 지질이상증에서는 LDL콜레스테롤(그림 15)은 Control군에서 0주 119.0±25.7mg/*dl*~12주 115.6±19.9mg/*dl*이다. 이에 반하여 Bo군은 0주 131.0±25.0mg/*dl*~12주 126.4±29.0mg/*dl*로 유의하게 감소하였다. HDL콜레스테롤(그림 16)은 변화가 없었다. 중성지방(그림 17)에서는 Control군에서 0주 153.9±121.6mg/*dl*~12주 141.8±78.9mg/*dl*로 유의한 차이는 없었다. 이에 반하여 Bo군은 0주 153.7±93.7mg/*dl*~12주 120.9±50.7mg/*dl*로 유의하게 감소하였다. 혈당치, HbA1c, 요산은 두 군 모두 저하경향을 나타내었지만, 유의한 차이는 보여주지 못하였다.

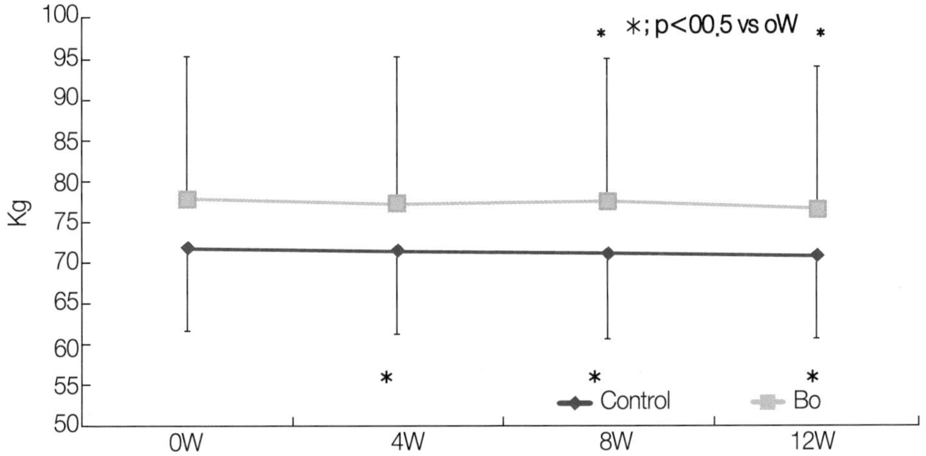

〈그림 14〉 체중의 추이

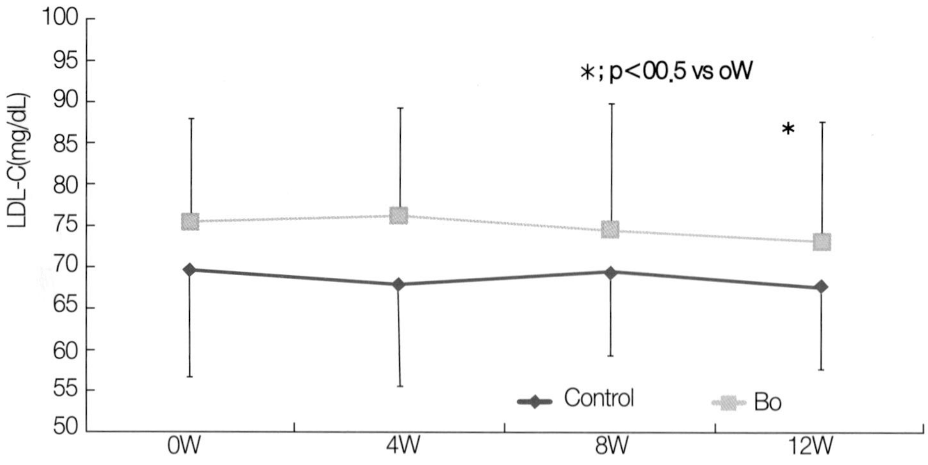

〈그림 15〉 **LDL콜레스테롤**

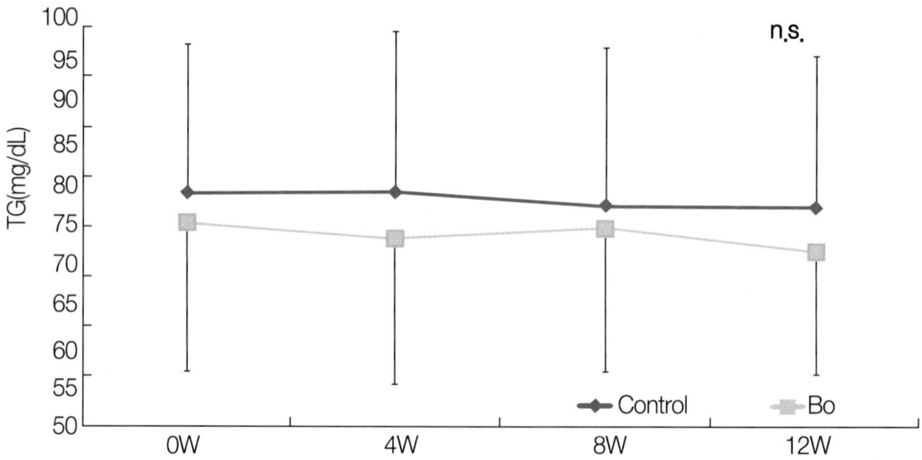

〈그림 16〉 **HDL콜레스테롤**

● 해설 ●

이번 임상 시험에서 경과 기간 중 몸무게는 두 군간 비교에서 Control군도 감소되었기 때문에 차이는 없었다. 그러나 Bo군에서만 0주에 비하여 12주에서 유의하게 감소하였다. 이와 같은 사실은 防風通聖散을 복용함으로써 체중감소를 가속시킬 수 있다는 것을 시사한다고 할 수 있다. 검사 수치에서 지질이상증(LDL콜레스테롤, 중성지방)은 유의차를 나타내었다. 혈압, 혈당치, HbA1c, 요산에서도 저하 경향을 보여 주었다. 防風通聖散의 체중감소효과는 생활습관병에도 유용하다. 이후, 24주까지 경

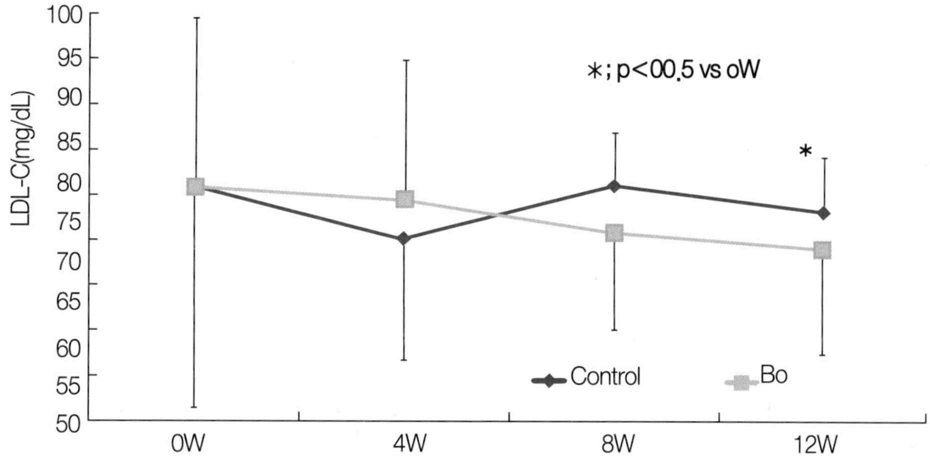

〈그림 17〉 중성지방

과를 보았는데, 리바운드가 나타나는 영향으로 대부분 감소경향이 떨어졌다. 그러므로 임상적으로 체중감소 효과는 12주에 최대로 달하였으며, 이후에는 대부분 현상 유지 경향이다. 防風通聖散의 중지 판단은 12주 (약 3개월)에서 유용성을 결정하는 것이 좋다고 생각된다. 그리고 안전성에 대해서는 간질성 폐렴이나 간기능장애 등 심각한 질환을 포함하여 이상이 나타난 것은 없었다.

[참고문헌]

1) 古寺秀喜：肥満症，漢方保険診療指針〔改訂版〕，日本東洋医学会，東京，194-196，1993.
2) 佐藤　　武：肥満症，漢方治療指針，矢数圭堂・松下嘉一編，緑書房，267-271，1999.
3) 並木隆雄：肥満，漢方内科，メディカルユーコン，京都，445-449，2007.
4) 福沢素子：肥満，専門医のための漢方医学テキスト，日本東洋医学会学術教育委員会編集，日本東洋医学会，228，2009.
5) Hiroki. Cet al.：Efficacy of Bofu-tusho-san, an Oriental Medicine in Obese Japanese Women with Impaired Glucose Torelance. Clin. Exp. Physior., 31, 614-619, 2004

[저자 약력]

나미키 타카오(並木隆雄)

—1985년 치바대학 의학부 졸업
—1985년 치바대학 의학부 부속병원 제3내과 입국
—1993년 의학박사학위 취득
—1998년 테이쿄대학부속 市原병원 심장혈관 센터 전임강사
—1999년 테이쿄대학부속 市原병원 심장혈관 센터 조교수
—2002년 치바 현립 東金병원 내과부장
—2005년 치바대학 대학원 의학연구원 화한진료학강좌 객원 부교수
—2010년 치바대학 대학원 의학연구원 화한진료학 부교수

[소속]
—일본동양의학회 인정 한방전문의 · 지도의 · 대의원
—일본순환기학회전문의
—일본내과학회전문의
—치바대학 대학원 의학연구원 화한진료학 부교수

[저서]
—『漢方內科學』(공저) 메디컬 유콘, 기타